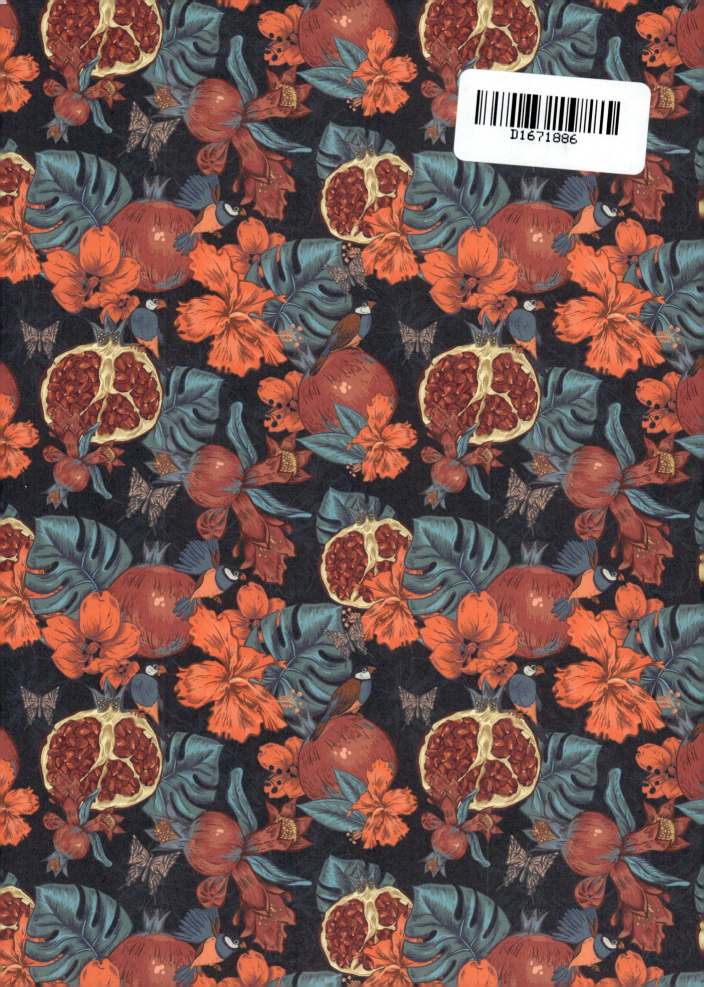

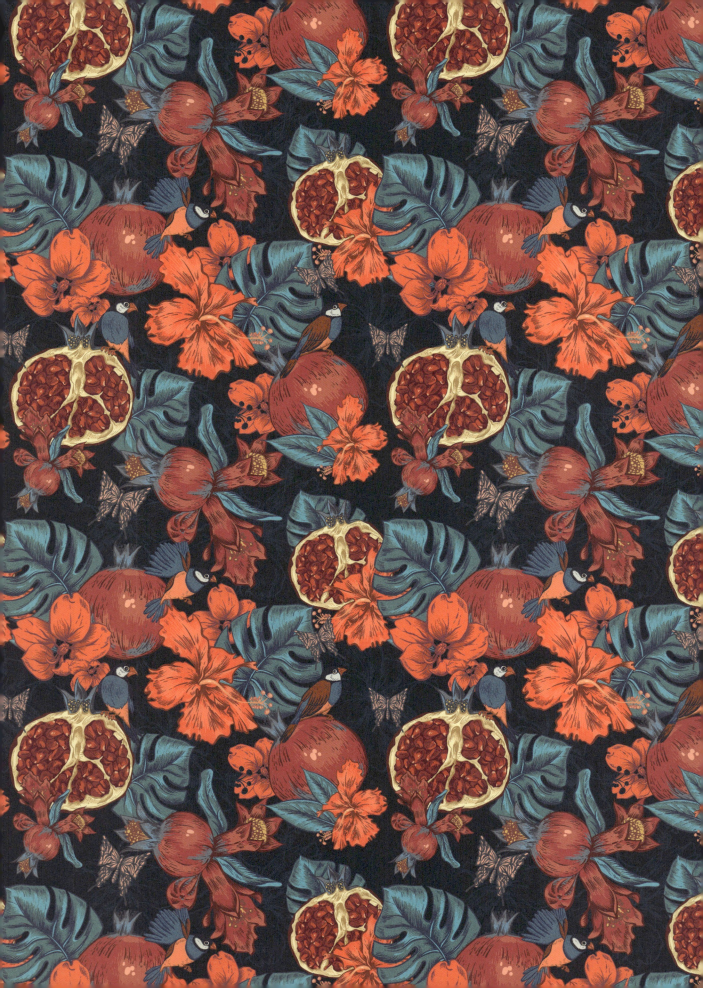

PUNICA
GRANATUM

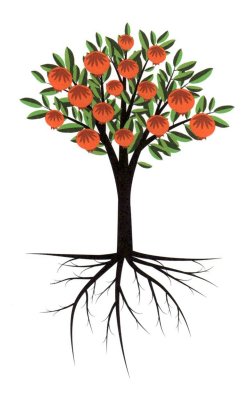

Eine der wenigen Früchte, die zu 100 Prozent veredelt werden können.
Die Einsatzgebiete reichen vom Genuss in der Küche, roh oder
verarbeitet, über die Herstellung von Säften, Pasten, Sirupen, Ölen und
Essigen bis hin zur Kosmetik, der Naturheilkunde und Spagyrik.

So können die Wurzeln, die Rinde, die Blätter und Blüten und die
Frucht an sich, der Granatapfel, von der Schale bis zu den Fruchtperlen
und Samenkernen veredelt werden.

Herausgeber:
Obsthof Retter GmbH
Winzendorf 142
A-8225 Pöllau

Geschäftsführer: Werner Retter
T +43 3335 4131 0, **E** office@obsthof-retter.at
UID: ATU71149429
ISBN: 978-3-200-05191-1

Konzeption, Projektabwicklung: Monika Iatrou
Lektorat: Eva Weiß
Fotos: Helmut Schweighofer
Layout & Design: Stefan Clapczynski
Druck: Bösmüller Print Management, 1. Auflage 2017

Foto: „Fest der weisen, wilden Frauen"
Konzept & Idee: Monika Iatrou
Fotograf: Stephan Pen
Location: Halkam Delight
Dank an alle Darstellerinnen die lieber anonym bleiben möchten

Stockbilder und detaillierte Bildnachweise: Seite 192

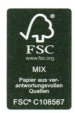
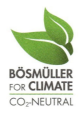

Dieses Druckwerk wurde nach der Richtlinie „Druckerzeugnisse" des Österreichischen Umweltzeichens bei der Druckerei Bösmüller Print Management GesmbH & Co KG (UW-Nr. 779) gedruckt.

SUPERFRUIT GRANATAPFEL

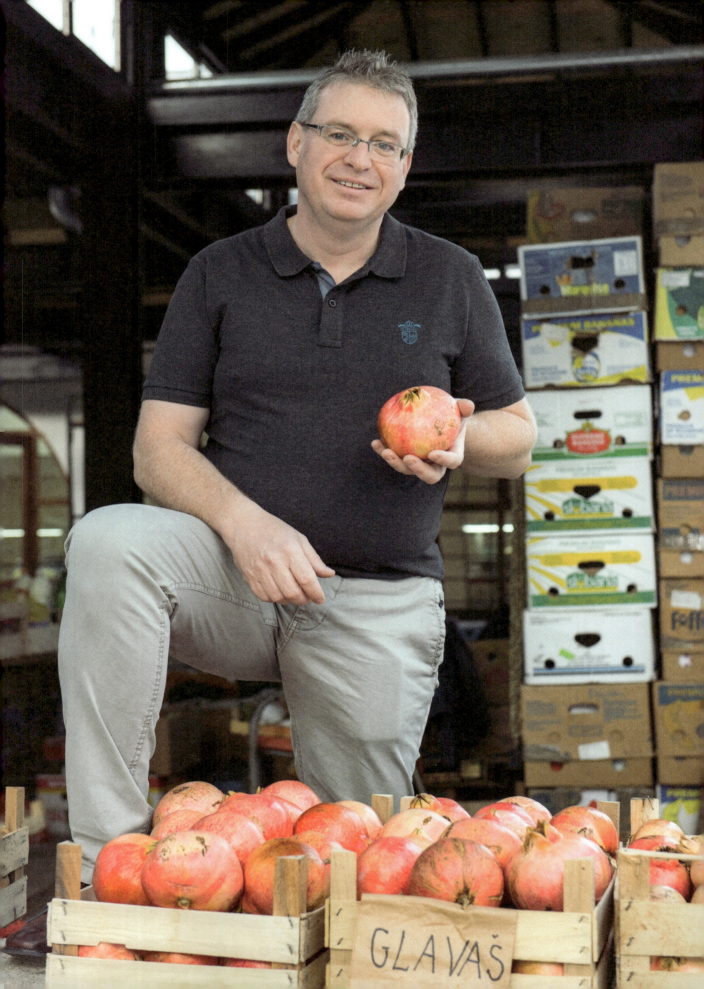

VORWORT

Bereits in der Schulzeit war ich vom Granatapfel fasziniert; vor allem die vielen Geschichten und Mythen haben mich sehr interessiert. Damals war mir jedoch noch nicht klar, dass ich mich später auch in meinem beruflichen Leben intensiv mit dem Granatapfel beschäftigen würde.

Obwohl Mitte der 1980er Jahre kaum jemand in unseren Breiten den Granatapfel kannte und niemand so recht wusste, wie man mit dieser eigenartigen Frucht umgehen sollte, habe ich alles gelesen, was ich über den Granatapfel finden konnte. Es sollten dennoch einige Jahre vergehen, bis ich wieder mit dem Granatapfel in Berührung kam. Im Rahmen eines Englischkurses in London lernte ich meinen türkischen Freund Eymen kennen, für den der Granatapfel eine ganz alltägliche Frucht war, und er war natürlich sehr stolz, mir alles darüber zu erzählen. Jahre später zeigte mir Eymen in seiner Heimat Antalya die ersten Granatapfelanlagen und auch einige Betriebe, die sich auf die Veredelung des Granatapfels spezialisiert hatten.

Mittlerweile hatte ich mir mit meiner Obstmanufaktur in der Steiermark bereits einen Namen gemacht und galt als der „Hirschbirn-Pionier". Diese alte und beinahe in Vergessenheit geratene Wildbirnensorte wird seit 1991 durch unsere Manufaktur mit gewaltigem Aufwand und viel Geld beworben und ist inzwischen die regionale Spezialität aus dem Naturpark Pöllauer Tal und zum Leitprodukt einer gesamten Region geworden. Weiters waren mir immer allerhöchste Qualitätsstandards wichtig und das Wissen über die Inhaltsstoffe, das ich gerne durch neue Erfahrungen immer mehr erweitern

möchte. Der Weg zu einer wirklich guten Frucht und somit dem besten Rohstoff zur Weiterverarbeitung beginnt bei der Auswahl des richtigen Standortes, wo sich die Pflanzen wohlfühlen und auch die besten natürlichen Voraussetzungen genießen, und geht weiter bis zum richtigen Erntezeitpunkt. Die Natur stellt alles zur Verfügung, was für Menschen, Tiere und Pflanzen wertvoll ist, und diese Ressourcen wollte ich unter allen Umständen in unsere Endprodukte einbringen, daher kamen für mich auch nur biologisch produziertes Obst, biologisch gezogene Kräuter bzw. andere biologische Rohstoffe in Frage. Für unsere Manufaktur war klar: Die Qualität des Rohstoffes ist von entscheidender Bedeutung. Daher wurde auch die eigene Landwirtschaft bereits im Jahr 1991 komplett auf organisch-biologischen Anbau umgestellt.

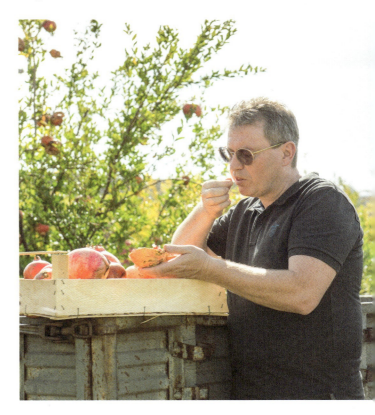

Werner Retter legt großen Wert auf beste Qualität der Rohstoffe. Ein volles Aroma und die Ausreifung aller Inhaltsstoffe sind nur dann gewährleistet, wenn die Früchte erst zur Vollreife geerntet werden.

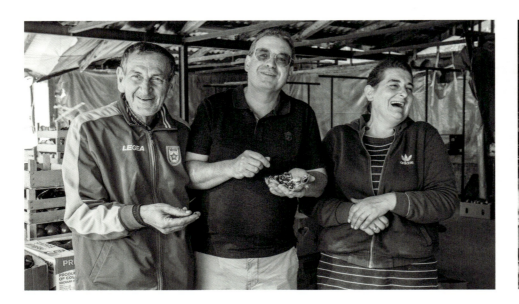
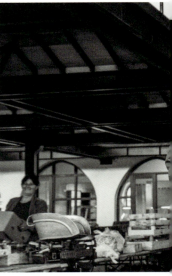

Da die Hirschbirne nur mehr in geringen Baumbeständen bei uns in der Steiermark vorkommt und neue Auspflanzungen bis zum Ertrag 20 bis 25 Jahre Zeit brauchen, war ich auf der Suche nach Alternativen zu dieser Frucht, die bis dahin das Leitprodukt in unserer Manufaktur war. Auf keinen Fall wollte ich es den üblichen Saftproduzenten gleichtun und auf eine Massenproduktion und auf Apfel- oder Birnensorten zurückgreifen, die meist nur mit mittelmäßiger Fruchtqualität in die Produktion gelangten. Außerdem wollte ich mich auch mit einem innovativen Produkt und neuen Verarbeitungsprozessen beschäftigen, und so rückte der Granatapfel wieder verstärkt in mein Leben.

Unser Leitspruch, „Wir haben der
Natur nichts hinzuzufügen",
hat im Laufe der Jahre immer mehr
Bedeutung für mich gewonnen.

Werner Retter, Obsthof Retter

Ende der 1990er Jahre wurden die ersten Entkernungsmaschinen für Granatäpfel entwickelt und damit war eines der großen Hauptprobleme in der Verarbeitung von Granatäpfeln gelöst. Auch die Importe wurde zunehmend leichter. Mein früher Traum, der sich Schritt für Schritt langsam über die letzten Jahre entwickelt und konkretisiert hatte, konnte nun Realität werden. Nach langem

Zögern und vielen Gegenstimmen, ob eine steirische Obstmanufaktur auch exotische Obstsorten veredeln darf, holte ich mir Erfahrungswerte und Meinungen von anderen Produktionsstätten mit exotischen Produkten wie Kaffee, Tee, Kakao, Bananen oder Ananas. Warum sollte ein steirischer Obstbauer eigentlich keine „ausländischen Produkte" verarbeiten dürfen? Also machte ich mich an die Verwirklichung dieses Projekts.

Im Vordergrund stand dabei für mich immer die gesamte Produktionskette vom Anbau bis zum fertigen und veredelten Endprodukt. Nur durch einen ganzheitlichen Ansatz war für mich mittel- bis langfristig eine vernünftige und nachvollziehbare Produktion vorstellbar. Viele hausinterne Versuche und sehr aufwändige Importe aus der Türkei folgten. Schließlich bekam ich im Jahr 2007 durch ein internationales Entwicklungsförderungsprojekt der ADA-Entwicklungsgesellschaft den Zuschlag, in Bosnien-Herzegowina mein Konzept für eine Wiederansiedelung des Wildgranatapfels in diesem Gebiet umzusetzen.

Ein Abenteuer begann, das mich aufgrund der schwierigen politischen Situation in dieser Region nicht nur eine Menge Geld, sondern auch viel Kraft und Geduld gekostet hat. Aufgeben kam für mich trotzdem nicht in Frage. Für mich stand weiterhin das großartige Gebiet im Westen Bosnien-Herzegowinas mit seiner kleinstrukturierten Landwirtschaft und der ausreichenden Wasserversorgung

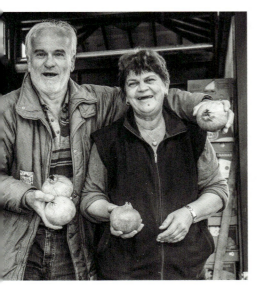
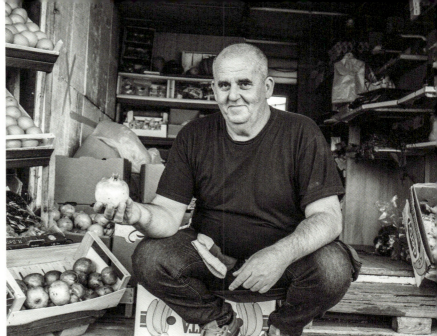

In der Erntezeit ab Oktober kommen die ersten
Granatäpfel direkt vom Baum auf die Märkte.

im Vordergrund. Rund um Mostar sah ich die
besten Möglichkeiten für mich, hochwertigsten
Rohstoff aus Wildgranatäpfeln für unsere Manufaktur am Obsthof zu bekommen.

Aufgrund des seinerzeit großen internationalen
Echos in der Presse rund um dieses weltweit
einzigartige Projekt „Granatäpfel statt Granaten"
sind danach weltweite Anfragen für diverse Projekt-
betreuungen auf mich zugekommen und ich konnte
mein Wissen rund um den Granatapfelanbau bis zur
Veredelung immer weiter selbst vertiefen und auch
weitergeben.

Im Jahr 2009 wurde ich von Charité, dem ältesten
Krankenhaus in Berlin, eingeladen, an einer Arznei-
mittelentwicklung rund um den Granatapfel mitzu-
arbeiten. Zwei Jahre lang wurde dort gemeinsam
mit ausgesuchten weltweiten Spezialisten an einem
Forschungsprojekt für ein Granatapfel-Arzneimittel
aus Saft und Öl gearbeitet. Leider haben wir die
Ausschreibung für ein großes EU-Forschungsprojekt
dort knapp verfehlt und die Umsetzung konnte
danach nicht in Angriff genommen werden. Für
mich war das die Zeit, in der ich zusätzlich zu Anbau
und Veredelung der Frucht auch enormen Einblick
in die Pharmaindustrie und Arzneimittelproduktion
gewinnen konnte, und dieses Wissen vertiefte

ich danach auch in einem Sonderstudium an der
Hochschule für Agrar- und Umweltpädagogik bei
Univ. Prof. Dr. Wolfang Kubelka in Wien. Durch die
Literaturrecherche zu Inhaltsstoffen, Wirkung und
Zielgruppen für meine Abschlussarbeit wurden
meine praktischen Erfahrungen nun auch mit
wissenschaftlich fundiertem Wissen ergänzt.

Mit Prof. Ahmed Džubur von der Universität in
Mostar fand ich schließlich für meine Bemühungen
in Bosnien-Herzegowina endlich auch den idealen
Partner auf wissenschaftlicher Basis vor Ort. Mit
seiner Unterstützung und der der Universität in
Mostar ging von da an endlich alles leichter und mit
wesentlich weniger Hindernissen voran.

Aufgrund all dieser Erfahrungen war mir auch klar,
dass ich keine normalen Trinksäfte oder nur von
Marketing getriebene Granatapfelprodukte ohne
wissenschaftliche Basis auf den Markt bringen
möchte. Ich wollte so genannte Funktionsprodukte
kreieren, bei denen durch hochwertigste Rohprodukte in Verbindung mit speziellen Techniken in
der Produktion nicht bloß der Geschmack, sondern
vor allem die Funktion, also die BIO-Verwertung,
sprich die bestmögliche Unterstützung des Körpers,
im Vordergrund stehen müssen. Unsere Kunden
sind es schon gewohnt, immer nur 100 Prozent reine
Naturprodukte ohne unnötige Marketingfloskeln
sowie nachvollziehbare Qualitätsprodukte von
uns zu bekommen. Trotzdem war anfangs die
Akzeptanz seitens der Bio-Fachhändler eine absolute

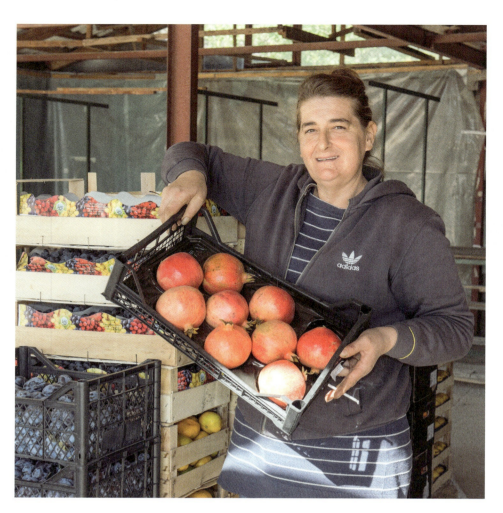

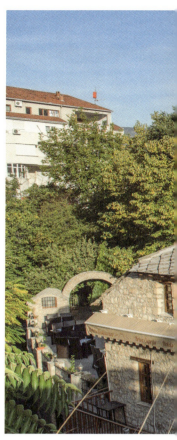

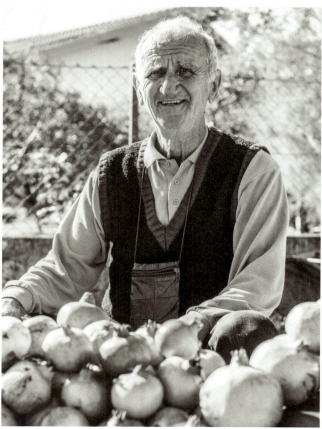

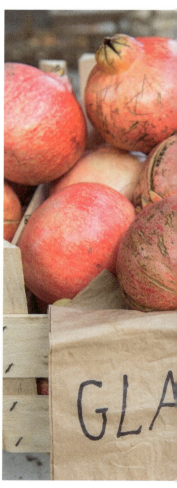

Im Rahmen eines großen ADA-Entwicklungsprojektes hat der Obsthof Retter im Jahr 2008 mit dem Wiederansiedelungsprojekt „Wildgranatapfel - Granatäpfel statt Granaten" in Bosnien-Herzegowina begonnen.

Zwischenzeitlich sind die „Glavaš" wieder der volle Stolz der Bauern und Marktverkäufer.

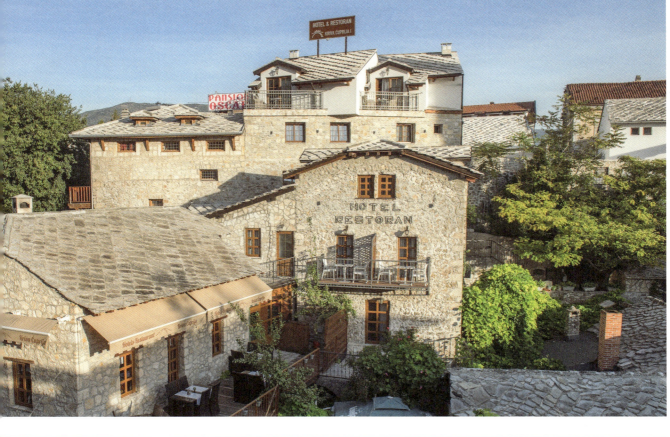

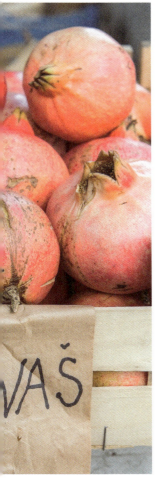

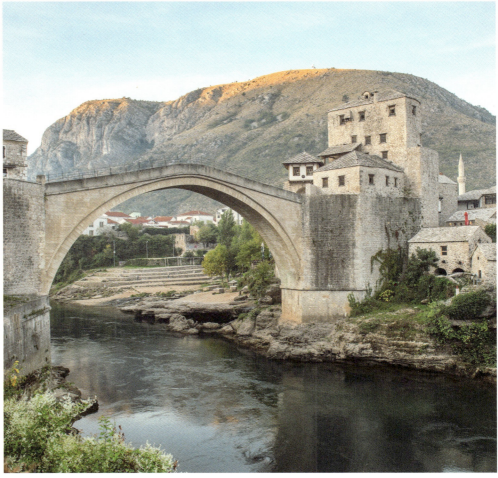

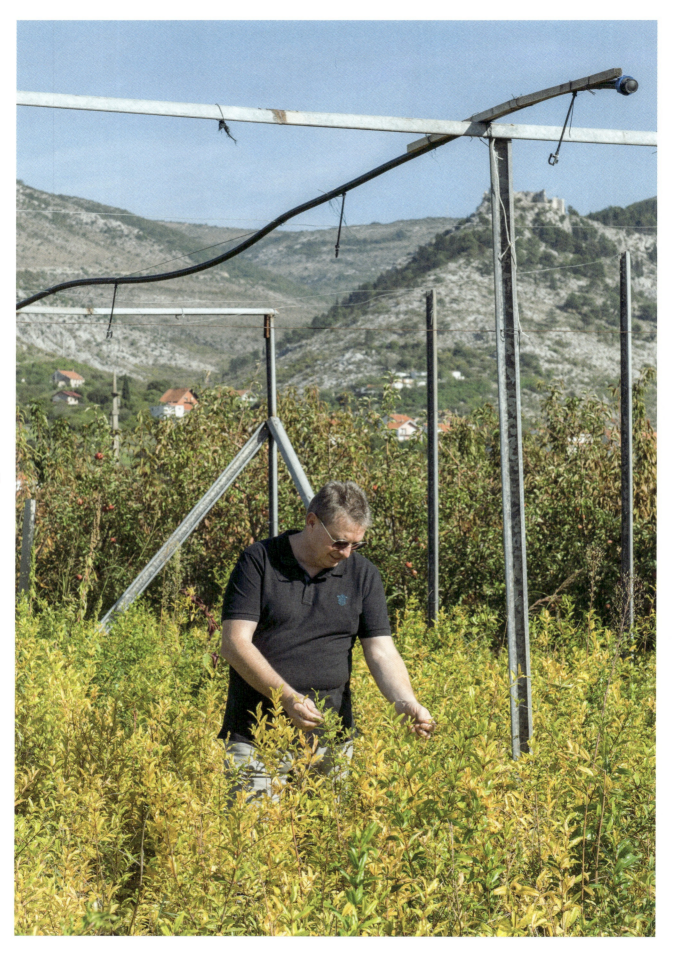

In einem Gemeinschaftsprojekt mit der Universität für Landwirtschaft in Mostar haben wir vor drei Jahren in einer eigenen Baumschule mit der Züchtung spezieller Wild-Granatapfelsorten begonnen. Neben der Weiterentwicklung alter Ertragssorten eignen sich diese winterharten Züchtungen auch für kältere Regionen auf Terrassen und Balkonen. Diese robusteren Sorten werden im Topf gezüchtet und in Westeuropa über hochwertige Baumschulen und Gärtnereien vermarktet.

Herausforderung. Ich wurde belächelt und niemand konnte sich vorstellen, dass die etwas teureren Säfte auf dem Markt eine Chance haben. Erst als unsere Flaschen in der Apotheke entdeckt wurden, kamen die ersten Anrufe von Bio-Fachhändlern, Reformhäusern und Feinkosthändlern. Alle wollten plötzlich die Säfte vom Obsthof Retter im Geschäft haben und verkaufen.

Meine Ausdauer hat sich gelohnt. Mittlerweile produzieren wir am Obsthof circa 45 verschiedene Granatapfelprodukte. Durch den Einsatz modernster Technik und spezieller Verfahren ist es möglich geworden, die frisch ausgelösten Granatapfelkerne ohne nennenswerte Vitaminverluste anzubieten und zu vielen Granatapfelprodukten weiter zu veredeln.

Höhepunkt bisher ist auf alle Fälle das Retter Serum „speziell alchemistisch veredelt nach paracelsischer Tradition". Dieses Herstellungsverfahren, das bei uns oft bis zu zwei Jahre dauert, stellt die höchstmögliche Veredelungs- oder Aufbereitungsmethode aus den verschiedenen Pflanzenteilen des Granatapfelbaumes dar. Ergebnis ist ein Menstruum allerhöchster Qualität aus den einzelnen Bestandteilen des Granatapfelbaumes. Noch lange nicht am Ziel, wird das mein persönliches Lebenswerk für die nächsten Jahre. Das Spannende ist dabei für mich die Herausforderung des „Gesamten" und dieses Gesamte auch in unserer Retter Serum-Linie – nicht nur beim Granatapfel – so natürlich wie machbar aufzubereiten, weiter zu veredeln und dabei die natürliche Funktion der Pflanze voll zu erhalten.

Unser Leitspruch am Obsthof, „Wir haben der Natur nichts hinzuzufügen", hat im Laufe der Jahre immer mehr Bedeutung für mich gewonnen und ich erlebe täglich in meiner Arbeit, dass die Natur so viel mehr zu geben hat als es chemisch oder im Labor hergestellte Mittel je können werden. Ich stelle meine Arbeit in den Dienst der natürlichen Ressourcen,

diese einerseits wertschätzend zu behandeln und uns andererseits wieder auf die Heilkraft der Natur zu besinnen.

Schon lange trage ich den Wunsch in mir, all mein Wissen und meine Erfahrungen einem breiterem Publikum zur Verfügung zu stellen. In Zusammenarbeit mit Experten und gewissenhafter Recherche wollte ich ein Buch für viele Menschen schreiben. Nachdem ich nicht nur Produzent bin, sondern mich auch Kunst und Kultur, Traditionen, Mythen und die Kulinarik sehr interessieren, war mir wichtig, dass auch diese Themen einen angemessenen Platz in diesem Buch finden.

Ich hoffe, Sie haben beim Lesen ebenso viel Freude wie ich beim Zusammentragen dieser Inhalte.

Ihr Werner Retter,
Obsthof Retter

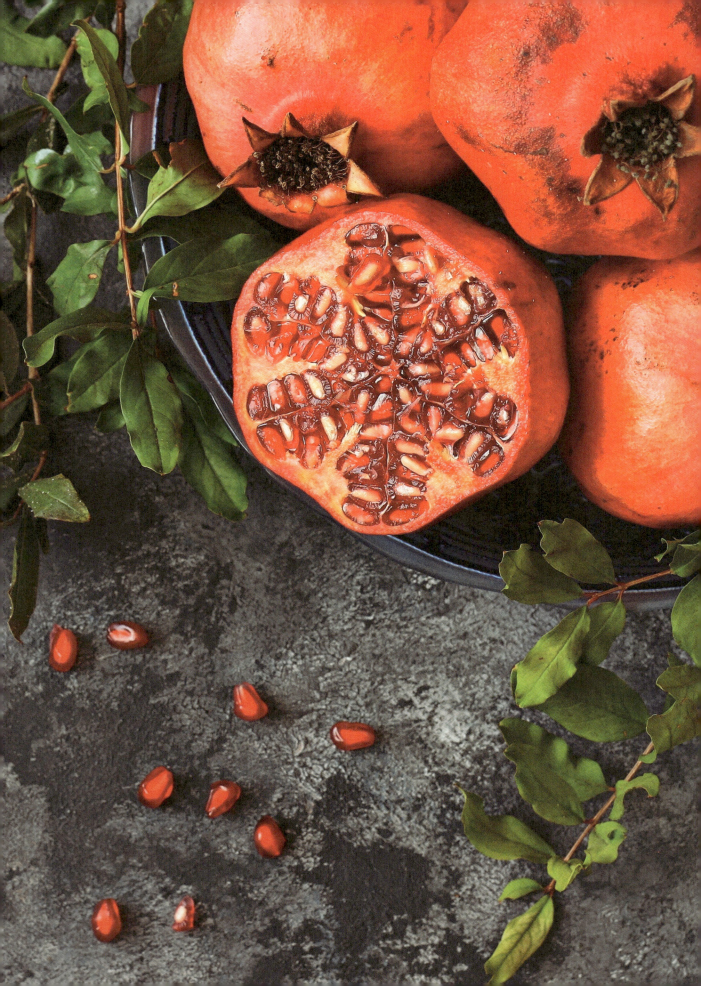

EINLEITUNG

Kaum eine Obstsorte ist so unterschätzt und gleichzeitig so fesselnd und inspirierend wie der Granatapfel. Er ist widerstandsfähig und anspruchslos im Hinblick auf klimatische Bedingungen, denn fast jeder Boden ist dem Granatapfel recht. Im antiken Griechenland wurde er schon vor den Mandeln und Pfirsichen kultiviert und Homer schreibt in seiner „Odyssee" über die Züchtung der Granatäpfel in den Gärten des Königs Tantal. Als älteste Heilfrucht der Menschheit wird er bereits seit der Antike in der Naturheilkunde eingesetzt. Der wohl berühmteste Pharmakologe des Altertums, der griechische Arzt und Gelehrte Dioscorides, beschrieb im 1. Jahrhundert sehr detailliert die medizinische Heilwirkung des Granatapfels. Auch die westliche moderne Medizin und Wissenschaft beschäftigen sich schon seit vielen Jahren mit dessen Wirkungsweisen und schreiben dem Granatapfel mittlerweile viele positive Eigenschaften zu. Die Inhaltsstoffe des Granatapfels schützen unter anderem Zellen und Gefäße und wirken hormonausgleichend, und mit seinem breiten Spektrum an Vitaminen, Mineralstoffen und Spurenelementen ist er als Superfruit anerkannt. Auch der Kosmetik liefert er eine wahre Fülle an pflegenden Elementen. Vor allem das kostbare Samenöl wird als wertvoller und pflegender Inhaltsstoff für Cremen und Lotionen eingesetzt, da es die Haut mit Elastizität und Spannkraft versorgt. Auch für die zarte, empfindliche Babyhaut sind die pflegenden und Feuchtigkeit spendenden Wirkstoffe ein ideales Pflegeprogramm.

Kulinarische Köstlichkeit, Heilfrucht und Muse

Der Granatapfel ist durchaus eine Frucht mit Geschichte. Er ist eine der ältesten Nutzpflanzen der Menschheit und findet seine Erwähnung nicht nur in der griechischen Sagenwelt und Mythologie, sondern auch in den heiligen Schriften fast aller Religionen. Die Babylonier gingen davon aus, dass das Kauen von Granatapfelkernen unbesiegbar mache, und im Orient sagt der Volksmund, dass der Granatapfel die weiblichen Persönlichkeitsanteile in jedem Menschen anspricht.

Der Granatapfel ist also eine verlockende, geschichtsträchtige und geheimnisvolle Frucht. Dieses Buch soll Sie in die delikate und vielfältige Welt dieser faszinierenden Obstsorte entführen, die so viel mehr kann, als auf den ersten Blick erkennbar ist.

GESCHICHTE & INSPIRATION

Als Symbol für Fruchtbarkeit ist der Granatapfel bei allen antiken Völkern zu finden. Die Sumerer verehrten ihn genauso wie die Perser, Ägypter, Griechen und Römer. Die prachtvolle purpurrote Blüte galt als Symbol der Liebe, die prall gefüllte Frucht mit ihren vielen Fruchtkernen stand für Fruchtbarkeit, Sinnlichkeit und göttliche Liebe. Als Frucht der Aphrodite, der Göttin der Schönheit, ist sie seit jeher ein starkes Symbol für die Weiblichkeit schlechthin. Mit seinen zahlreichen roten Fruchtkernen galt der Granatapfel in der Antike generell als Fruchtbarkeitssymbol. Bis heute besteht vielerorts die Tradition, einen Granatapfel auf dem Pflug zu zerschlagen und damit die Vegetationsgöttin Demeter um reiche Ernte zu bitten. Kaum eine Obstsorte findet sich so oft in den alten Schriften wieder.

Eine Frucht mit langer Geschichte

Bereits aus frühesten Aufzeichnungen geht hervor, dass die Heimat des Granatapfels der Vordere Orient ist, und somit war er fest mit den ältesten Zivilisationen aus dem Mittleren und Nahen Osten verbunden. Zusammen mit der Olive, der Feige und der Weinrebe stellt der Granatapfel eine der ältesten Obstsorten dar, die schon vor 5.000 Jahren kultiviert wurde. Somit ist er auch untrennbar mit geschichtlichen Ereignissen verbunden und findet sich unzählige Male in vielen Kulturen wieder. In Karthago und Phönizien wurden Medaillen mit Granatäpfeln bebildert, auf der Insel Rhodos zierten sie die Rückseite von Metallmünzen.

Die Griechen wussten schon seit jeher über die heilende Wirkung des Granatapfels Bescheid und setzten ihn vor allem bei Herz- und Magenbeschwerden sowie fiebrigen Erkrankungen ein.

Auch in Ägypten wurde der Granatapfel schon in der Bronzezeit, circa 3000 v. Chr., als heilig verehrt und zu medizinischen Zwecken genutzt. Bei Ausgrabungen konnten Schalen von Granatäpfeln gefunden werden, die darauf schließen lassen, dass Granatäpfel auch als Grabbeigabe eine wichtige Rolle spielten. So wurden zum Beispiel im griechischen Korinth vier sehr gut erhaltene, etwa 2.500 Jahre alte Granatäpfel gefunden. Diese lagen unberührt in einem Korb, der mitsamt einer bronzenen Schüssel eingegraben war.

Zweifellos hatte der Granatapfel für alle antiken Völker auch eine okkulte Bedeutung. Er war beliebtes Motiv auf kostbaren Gewändern, inspirierte Dichter und Bauherren, und auch der legendäre Tempel der Juden, den König Salomon (Herrscher des vereinigten Königreichs Israel, 10. Jahrhundert v. Chr.) errichten ließ, war mit über 400 in Stein gemeißelten Granatapfelabbildungen geschmückt.

In römischen Überlieferungen wurde der Granatapfel erst einige hundert Jahre später erwähnt. Vor allem eine besondere Form der Konservierung der Frucht, direkt am Baum, wurde den Römern zugeschrieben. Im antiken Rom trugen jung verheiratete Frauen Kränze aus Zweigen des Granatapfelbaumes als Symbol für Fruchtbarkeit. Häufig ist der Granatapfel

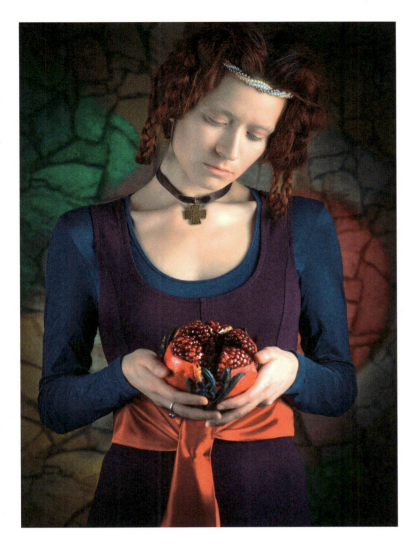

Die griechische Mythologie erzählt von Persephone, der Tochter der Fruchtbarkeitsgöttin Demeter. Als Hades, der Gott der Unterwelt, Persephone entführte und in seinem Reich festhielt, suchte Demeter verzweifelt nach ihrer Tochter. Ihre Trauer war so groß, dass sie alles auf der Erde verdorren ließ und Hunger und Tod breiteten sich überall aus. Schließlich befahl Zeus, dass Hades Persephone wieder frei lassen solle, sie dürfe jedoch nichts gegessen haben, wenn sie wieder zu den Lebenden zurückkehrte.

Hades aber griff zu einer List und gab ihr einen Granatapfel zu essen. Weil Persephone bei ihrer Rückkehr noch sechs Granatapfelkerne im Bauch hatte, musste sie fortan sechs Monate im Jahr in der Unterwelt verbringen.

auch in der Hand von Juno, der römischen Göttin der Geburt und der Ehe, zu sehen.

Auch in Asien und im Vorderen Orient finden sich Hinweise auf die frühe Nutzung des Granatapfels. General Chang Chien (120 Jahre v. Ch.) soll den Granatapfel nach China gebracht haben, als er von seinen Eroberungen in Afghanistan zurückkehrte. Chinesisches Porzellan wird bis heute gerne mit Motiven des Granatapfels verziert. In Japan ist der Granatapfel vor allem für die Herstellung von Getränken beliebt, und die Liebe zur Bonsai-Kultivierung zeigt sich auch bei Granatapfelbäumen.

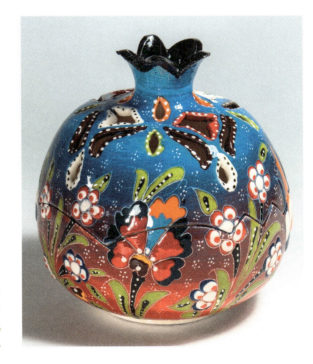

Der Granatapfel ist seit jeher ein beliebtes Motiv für Gebrauchs- und Dekorationsgegenstände aus Keramik, Glas und Porzellan.

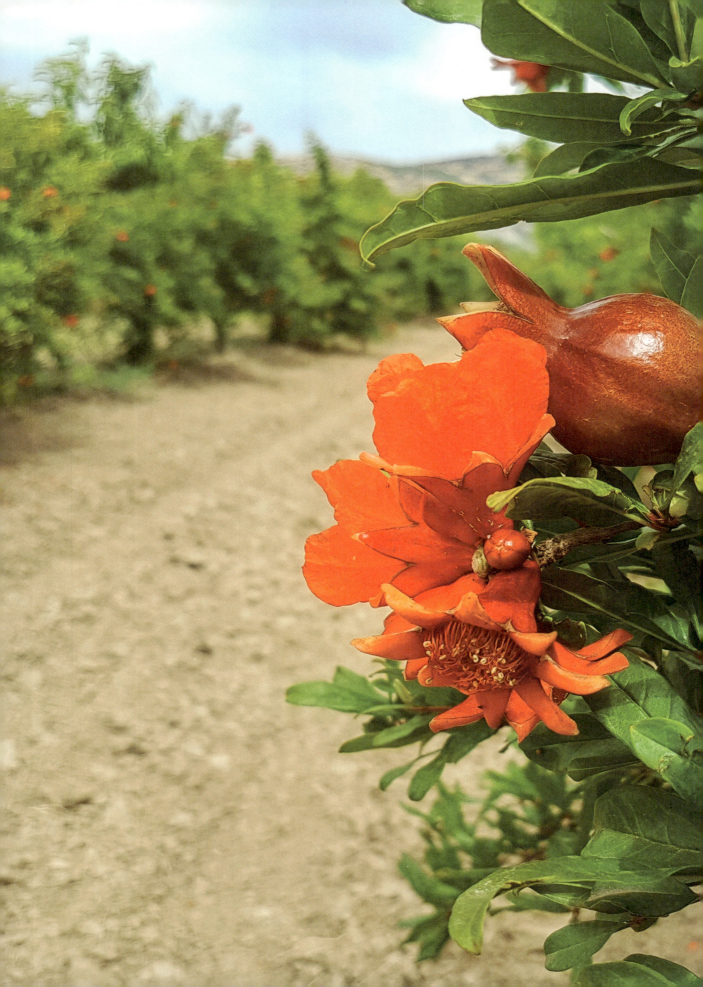

Die Irrfahrten des Vicram Maharajah

Märchen aus Indien (nacherzählt)

In einem fernen Lande lebte die kleine Königin Anar Ranee. Ihr Haar war schwarz wie die Flügel eines Raben, ihre Augen erinnerten an die einer Gazelle, ihre Zähne waren wie zwei weiße Perlenreihen und die Farbe ihrer Wangen glich der rosiger Granatäpfel. Ihre Eltern herrschten über das Granatapfelreich, und sie hatten ihrer Tochter einen wunderschönen Garten geschenkt. In der Mitte dieses Gartens stand ein lieblicher Granatapfelbaum, der drei große Granatäpfel trug. In jedem dieser drei Äpfel war ein kleines Bett. In einem schlief Anar Ranee, rechts und links von ihr schliefen in den anderen Granatäpfeln zwei ihrer Gefährtinnen. Jeden Morgen senkte der Granatapfelbaum seine Zweige, die Früchte öffneten sich, und Anar Ranee und ihre beiden Freundinnen sprangen heraus, um im Schatten des Baumes zu spielen. Am Abend neigte sich der Baum wieder zur Erde herab und die drei konnten wieder in ihr Schlafgemach schlüpfen.

Die Eltern von Anar Ranee hatten um den Garten eine siebenfache Hecke von Bajonetten errichten lassen, damit niemand herein oder hinaus konnte, denn es sollte nur derjenige Anar Ranee einmal heiraten können, der den Garten betreten und die drei Granatäpfel pflücken konnte. So vergingen viele, viele Jahre, und Könige, Prinzen und zahllose Edelmänner hatten sich vergeblich abgemüht.

Nur Vicram Maharajah, der die Fähigkeit geschenkt bekommen hatte, sich in jede erdenkliche Tiergestalt zu verwandeln, gelang es schließlich, als Papagei in das Granatapfelland zu fliegen und die sieben Bajonetthecken zu überwinden. Er brach mit seinem Schnabel die drei Granatäpfel ab, in welchen Anar Ranee und ihre beiden Freundinnen lagen, hielt sie am Stängel fest und brachte sie sicher zu sich nach Hause in sein Reich. Dort lebten sie glücklich bis an ihr Ende.

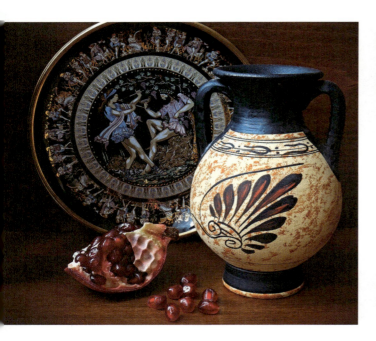

Schon in der Antike hatte der Granatapfel in der Kunst einen besonderen Stellenwert. Die Schale des Granatapfels ist seit Jahrhunderten der Rohstoff für die Farbstoffe von Orientteppichen. Durch Kochen der Schale wird pechschwarze Tinte gewonnen.

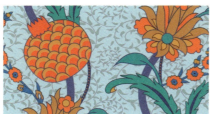

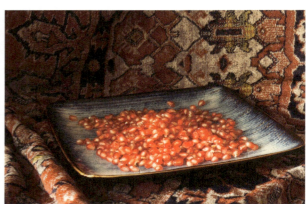

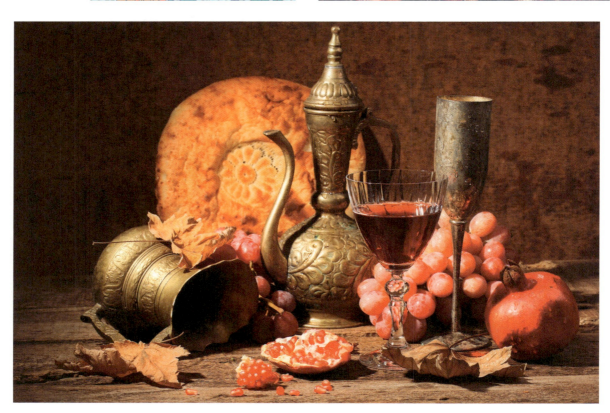

PARADIESISCHE FRUCHT

Die Geschichte der blutroten Frucht mit den saftigen Fruchtperlen reicht lange Zeit zurück. Der Granatapfel wird in allen Religionen erwähnt, in der Bibel, dem Koran, im Talmud sowie in den Veden des Hinduismus. Die Kelten verbanden mit dieser Frucht Erkenntnis und überliefertes Wissen. Werke mit seinen Motiven sind in zahlreichen religiösen Bauwerken zu finden, und er hat in Architektur und Handarbeit, viele Kulturen hindurch, deutliche Spuren hinterlassen.

Göttliche Frucht mit hoher Symbolkraft

Im Alten Testament finden sich Hinweise auf die kernreiche Frucht, die mit ihren 613 Fruchtkernen an die 613 Gebote und Verbote Gottes erinnern soll. Ein Granatapfel soll es gewesen sein, mit dem bereits Adam von Eva verführt wurde. Im Judentum findet sich im Hohelied Salomos, einer Sammlung von zärtlichen und teilweise erotischen Liederwerken, der Granatapfel in einer sinnlichen und lieblichen Bedeutung wieder: „Wie ein Streifen von Scharlach sind deine Lippen, und lieblich ist dein Plaudermund. Wie ein Granatapfelstück erstrahlt deine Schläfe hinter deinem Schleier hervor." (Kap. 4:3). Oder: „Deine Bewässerungsrinnsale sind ein Granatparadies mit köstlichen Früchten, …" (Kap 4:13). „Früh wollen wir zu den Weinbergen aufbrechen, wollen sehen, ob der Weinstock schon treibt, die Rebblüte aufspringt, die Granatbäume blühen. Dort will ich meine Liebe dir schenken!" (Kap. 7:13). Diese Zeilen, Sinnbild für Liebe und Erotik, zeigen den Granatapfel als Begleiter der Liebenden und das Blühen der Granatapfelbäume als pulsierendes Umfeld, um einander die Liebe zu gestehen. Es findet sich jedoch durchaus auch der praktische Nutzen im alltäglichen Leben: „Granatäpfel werden entweder frisch gegessen oder zu Most verarbeitet und getrunken. Mit der Schale können Stoffe in einen Gelb-Braun-Ton eingefärbt werden." (Kap. 8:2)

Der Granatapfel hinterließ deutliche Spuren in der hebräischen Architektur und kunstvollen Handarbeit. Motive des Granatapfels finden sich an den Wänden der Synagoge Kfar Nahum, und auch die festlichen Gewänder der Hohepriester wurden mit Motiven des Granatapfels verziert. Im zweiten Buch Mose steht geschrieben: „An seinem Rand ist rundherum der Granatapfel in Lila, Purpur und dunkelroter Farbe und dazwischen ein Glöckchen aus Gold."

Im Mittelalter wurde die alte Symbolik des Granatapfels vom Christentum aufgegriffen und neu interpretiert. Er wird nun zum Symbol für Maria und zum Inbegriff der himmlischen Liebe, der Nächstenliebe und zum Sinnbild für die Auferstehung. Der rote Saft der Fruchtkerne wird nicht mehr wie in der Antike als Liebestrank betrachtet, sondern wird für die Christen nun zum Sinnbild für das Blut Christi. Die roten Fruchtperlen gelten nicht mehr als Fruchtbarkeitssymbol, sondern werden als Segen Gottes gesehen und als Symbol der zahlreichen Tugenden Marias gedeutet. Häufig wird das Jesuskind in den Armen der Mutter Maria gemeinsam mit einem Granatapfel dargestellt und soll damit die Fruchtbarkeit Marias symbolisieren.

Einiges deutet darauf hin, dass der Granatapfel etwa im 13. Jahrhundert in Spanien von den Arabern eingeführt wurde. Möglicherweise sind die Stadt Granada und die gleichnamige Provinz nach dem Granatapfel benannt. Heute noch ist die Region wichtiges Anbaugebiet für diese Obstsorte. Welcher Wert dieser Frucht zugesprochen wurde zeigt sich daran, dass der Granatapfel im Wappen Granadas und in Teilen des spanischen Wappens vorkommt.

In der Renaissance (15. und 16. Jh.), die als Wiedergeburt der Antike gilt, erfährt der Granatapfel in der Malerei und bildenden Kunst neuen Aufschwung. Die Darstellung der roten Frucht mit ihrer widerstandsfähigen Schale, welche die vielen Fruchtkerne zusammenhält, wird zu einem Herrschersymbol, dem „Reichsapfel" (Royal Apple), und zum Symbol eines segensreichen und tugendhaften Herrschers, der alle Völker gerecht und gleich behandeln soll. Die harte Schale soll den Zusammenhalt in Frieden symbolisieren.

Der Islam bezeichnet die kernreiche Frucht als Lieblingsfrucht Mohammeds und Sinnbild für die von Gott geschaffenen guten Dinge.

Im Buddhismus findet der Granatapfel als heilige Frucht Erwähnung und gehört zusammen mit Zitrone und Pfirsich zu den „Drei Gesegneten Früchten". Im Hinduismus symbolisiert er Wohlstand und Ergiebigkeit.

Für die Juden gilt zum Fest Rosch Haschana: „Möge es dein Wille sein, unser ewiger Gott und der Gott unserer Väter, dass unsere guten Taten sich vermehren, wie die Kerne des Granatapfels."

Neben all der religiösen und spirituellen Symbolkraft ist der Granatapfel aber auch Namensgeber einer Kriegswaffe, der Granate. Wegen seiner vielen Kerne wurde der Granatapfel zum Vorbild für die mit Pulverkörnern gefüllte Wurfkugel, die ab dem Dreißigjährigen Krieg (1618 bis 1648) verstärkt als Sprengkörper (Handgranate) eingesetzt wurde.

Bei weitem lieber ist er uns jedoch als Namensgeber für Grenadine, einen alkoholfreien gesüßten Fruchtsirup mit intensiver roter Farbe, der hauptsächlich zum Aromatisieren von Cocktails verwendet wird (Tequila Sunrise).

Jüdisches Fest „Rosch Haschana"
Das Judentum kennt eine eigene Zeitrechnung und einen eigenen Kalender. Ein wichtiges Fest ist das Neujahrsfest „Rosch Haschana" (auch Rosch ha-Schana), das traditionell mit symbolischen Gegenständen und Bräuchen gefeiert wird.

Dazu gehören Äpfel als Symbol der Fruchtbarkeit des Volkes. Diese Früchte werden in Honig getaucht in der Hoffnung, dass das neue Jahr süß wird. Das Schofar, ein ausgehöhltes Horn eines Widders oder einer Antilope, welches zu Rosch Haschana geblasen wird, soll an die Erschaffung der Welt erinnern.

Nach dem Gottesdienst wird in familiären Kreisen ein traditionsreiches Abendessen mit verschiedensten Bräuchen durchgeführt. Dazu gehört, dass Granatapfelkerne gegessen werden, begleitet vom Spruch „Möge es dein Wille sein, dass unsere Rechte sich wie der Granatapfel mehren."

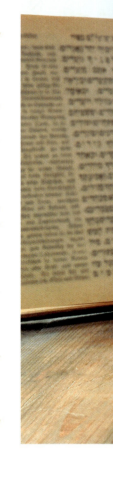

Im Alten Testament wird das Gelobte Land so beschrieben: „Ein schönes Land, ein Land mit Wasserbächen, Quellen und Strömen, ein Land mit Weizen und Gerste, Weinstöcken, Feigen- und Granatbäumen, ein Land mit Ölbäumen und Dattelhonig." (5 Mose 8,8)

Die Wüste hingegen wird so beschrieben, dass es ein Land sei, in dem es „keine Saat gibt, kein Weinstock und kein Granatapfel gedeiht" (4 Mose 20,5). Und im Garten Eden soll es sich bei der Frucht vom Baum des Lebens um einen Granatapfel gehandelt haben.

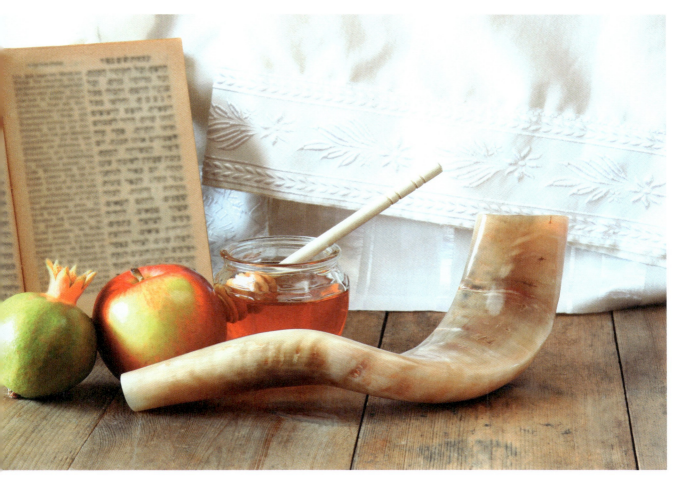

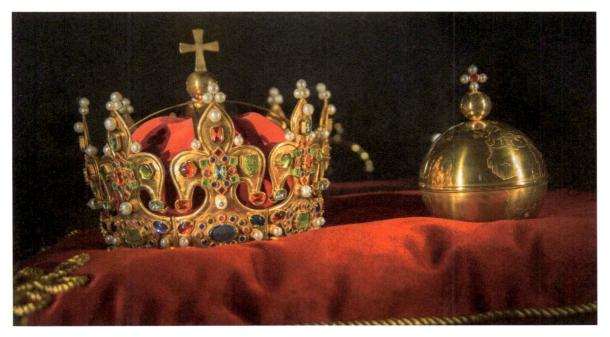

Der „Reichsapfel" (Royal Apple) ist Symbol eines segensreichen und tugendhaften Herrschers und zählt
gemeinsam mit der Krone und dem Zepter zu den
Reichsinsignien königlicher und kaiserlicher Macht.

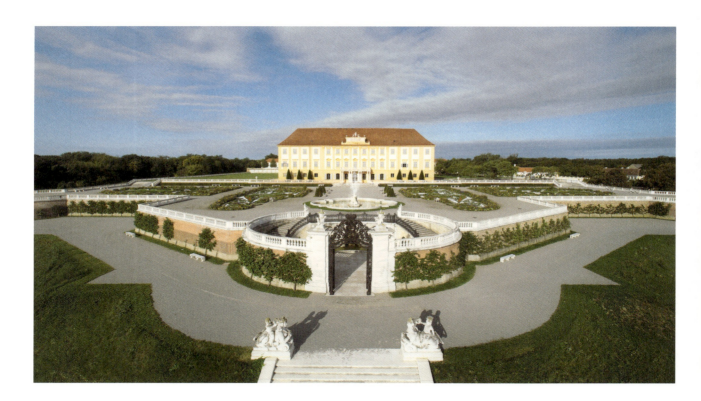

SCHLOSS HOF UND SEINE GRANATÄPFEL

Prinz Eugen von Savoyen erwarb im Jahr 1725 ein vierflügeliges Kastell aus dem 17. Jahrhundert und ließ es zu einem repräsentativen Landsitz erweitern. Auch Granatapfelbäume fanden sich im Bestand des Schlosses, in der Inventarliste des östlichen Orangeriegebäudes von 1745 sind „4 Stuck Granat Bäume" aufgelistet.

Im Jahr 1755 erwarb Maria Theresia das Schloss und ließ tiefgreifende bauliche Veränderungen vornehmen. Ein Großteil der exotischen Pflanzen, darunter auch die Granatapfelbäume, wurde nach Wien abtransportiert bzw. veräußert.

Im Mai 2004 wurden aus Italien wieder vier Granatapfelbäume mit einer Höhe von 1,60 m angeschafft. Durch die gute Pflege und das offenbar günstige Klima haben die Bäume inzwischen eine beachtliche Höhe von bis zu vier Metern erreicht und sind mittlerweile über fünfzig Jahre alt. In einem erfolgreichen Versuch wurde ein Ableger von einem der vier Bäume gepflanzt, der gut gedeiht und auch

bereits eine Höhe von circa zwei Metern erreicht hat. Die Bäume fühlen sich an diesem Standort sehr wohl und tragen jährlich Früchte. Um sie im Winter vor Frost zu schützen werden sie in einer Halle eingestellt.

In eigens für das Schloss angefertigten Trögen schmücken die Granatapfelbäume den Arkadenhof im Schloss sowie die Terrasse beim Restaurant im Gutshof. Mit ihren prächtigen Blüten im Frühling und ihren leuchtend roten Früchten im Herbst sind sie ein beliebtes Besucher- und Fotomotiv.

Schloss Hof
2294 Schloßhof 1
im Marchfeld

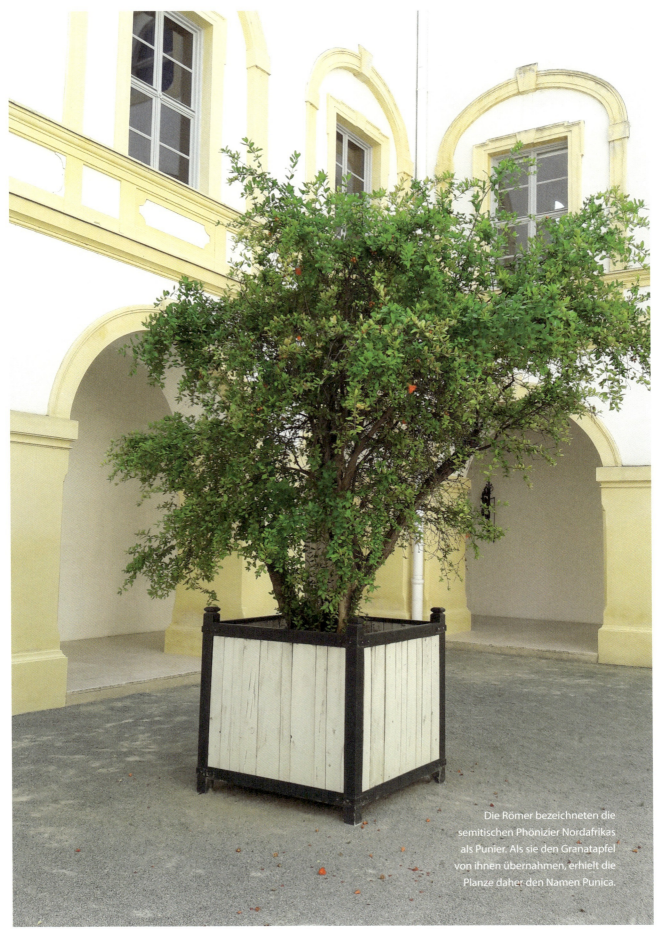

Die Römer bezeichneten die
semitischen Phönizier Nordafrikas
als Punier. Als sie den Granatapfel
von ihnen übernahmen, erhielt die
Planze daher den Namen Punica.

WIRKUNG & ANWENDUNG

Seit Menschengedenken wird die Wirkung des Granatapfels zu Heilzwecken verwendet

Schon vor 5000 Jahren haben die Einwohner von Babylon den Fruchtsaft des Granatapfels als präventives Mittel gegen zahlreiche Nierenkrankheiten benutzt. Aufzeichnungen bezeugen, dass auch die alten Griechen, Römer, Ägypter und Inder um dieselben heilenden Wirkungen des Granatapfels gewusst haben.

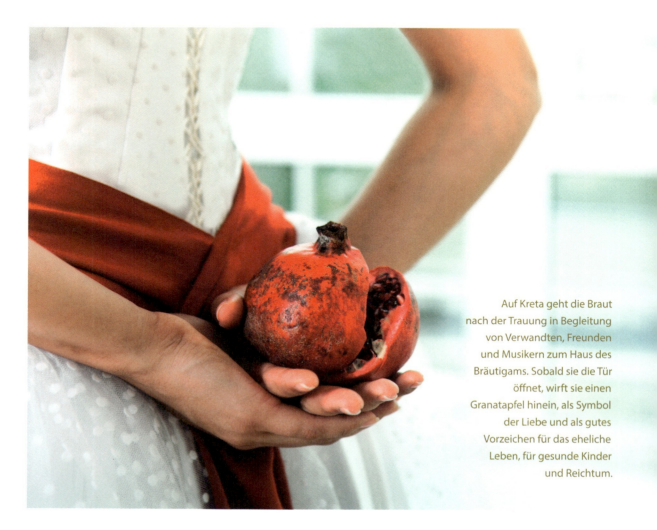

Auf Kreta geht die Braut nach der Trauung in Begleitung von Verwandten, Freunden und Musikern zum Haus des Bräutigams. Sobald sie die Tür öffnet, wirft sie einen Granatapfel hinein, als Symbol der Liebe und als gutes Vorzeichen für das eheliche Leben, für gesunde Kinder und Reichtum.

ALTES HEILWISSEN

Von den Vorteilen des Granatapfels erzählt auch eine orientalische Legende, die im Jahr 1500 in Tunesien entstanden sein soll. Sie handelt von der Liebe des Scheichs Nefzaui zu seinen Frauen. Um Probleme rund um die weiblichen Organe der Frau zu behandeln, hatte er ihnen ein Bad im heißen Wasser angeboten, in dem zuvor Johannisbrotbaumfrüchte und Granatapfelschalen gekocht worden waren. Auch eine zerklopfte Granatapfelschale soll sehr wirksam gewesen sein, um schmerzhafte Blutungen zu stoppen.

Die vielfältige Wirkung der Schale wurde in etlichen historischen Schriften bezeugt. In Indien wurde die Schale in Kombination mit Opium gegen Durchfall und chronische Erkrankungen eingesetzt. Die Schale

der Frucht wurde auch zur Ausspülung von Keimen bei Halsentzündungen genutzt. Tragus, ein deutscher Botaniker, Arzt und lutherischer Prediger, zitierte um das Jahr 1500 den medizinischen Forscher Konstantin von Afrika, der um das Jahr 1010 in Karthago geboren worden war: „Kocht die Schale des Granatapfels in Wein und trinkt dieses Getränk; es wird alle Würmer zerstören, vor allem die Sorte „scarides", die spezifische Eigenschaft und Natur des Granatapfels wird die Würmer vernichten."

Experimente, die um das Jahr 1800 von Georges Saintfort Dujardin-Beaumetz, einem französischen Arzt, durchgeführt wurden, zeigten, dass die Alkaloide des Granatapfels kurativ gegen mehrere Wurmarten wirkten und zur vollständigen Gesundung führten. Auch der altrömische Schriftsteller Celsus und der persische Arzt, Physiker und Alchemist Abu Ali al-Husayn Ibn Sina empfahlen in ihren Aufzeichnungen die Schale des Granatapfels in der Behandlung gegen Würmer. Ärzte aus Hindustan beschrieben die Wurzelschale als sehr wirksam, speziell gegen einen Wurm, den sie als „taenica" bezeichneten.

1807 beschrieb der englische Arzt Dr. Buchanan, der damals in Indien lebte, dass in Indien schon seit ewigen Zeiten die Schale des Granatapfels gegen Würmer eingesetzt wurde. Er selbst hatte

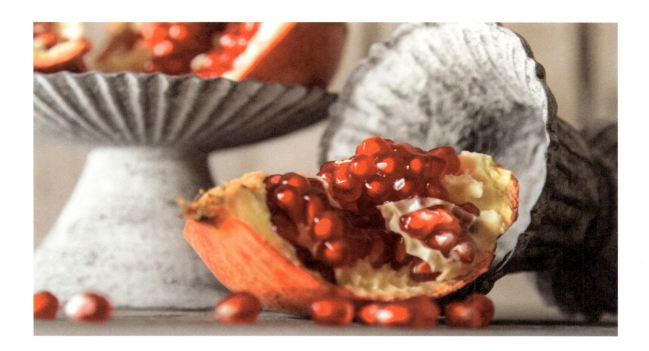

aus seiner eigenen erfolgreichen Praxis beschrieben:
„Ich habe gesehen, dass dieses Medikament zwei
Arten von Würmer beseitigt und austreibt; eine ist
der Schweinebandwurm, der andere ist noch immer
nicht beschrieben." Zahlreiche spätere Forschungen
haben dies bestätigt. Jahre später konnte der Arzt
Dr. Gomez aus Lissabon einige Menschen auf diese
Weise von dieser Krankheit heilen, was letztendlich
zu einer europaweiten Verbreitung und Akzeptanz
dieser Heilmethode führte.

Der Aufguss der Schale wurde auch oft als Mittel
eingesetzt, um Durchfallerkrankungen zu behandeln:
„Zu acht Zentimetern Schale des Granatapfels fügt
man vier Tassen kochendes Wasser und lässt es
verdunsten, bis nur mehr eine Tasse übrig bleibt.
Danach filtert man es und es kann so getrunken
werden. Es ist nötig, eine halbe Tasse in der Früh zu
trinken und die andere am Abend, bis der Durchfall
gestoppt ist."

Auch bei Harnwegs- und Nierenerkrankungen
wurde eine Teemischung aus der Schale des wilden
Granatapfels und Brombeerblüten äußerst erfolgreich
eingesetzt. Sogar für rheumatische Beschwerden
gab es Abhilfe: Ein heißes Getränk aus der Wurzel
des Granatapfels vermischt mit Zucker sollte
Heilung bringen. Die wunderschönen Blüten des
Granatapfels wurden gekocht, um Erleichterung bei
Herz- und Gefäßerkrankungen zu schaffen, und auch
für die Heilung von Bronchitis wurden die Blüten
als wirksames Mittel eingesetzt. Der Granatapfel
fand jedoch auch abseits der medizinischen Zwecke
verschiedenste Einsatzgebiete.

Die Geschichte von Persephone hat auch auch Johann
Wolfgang Goethe zu seinem Monodrama „Proserpina"
inspiriert. Örtlich hat er dieses Monodrama in einer öden,
felsigen Gegend in einer Höhle angesiedelt, auf deren einen
Seite ein Granatapfelbaum mit Früchten stand.

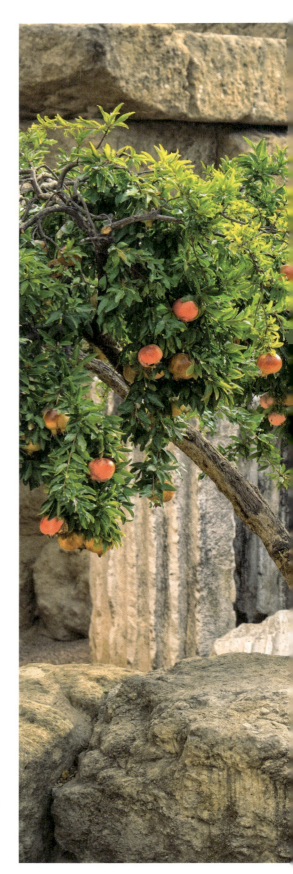

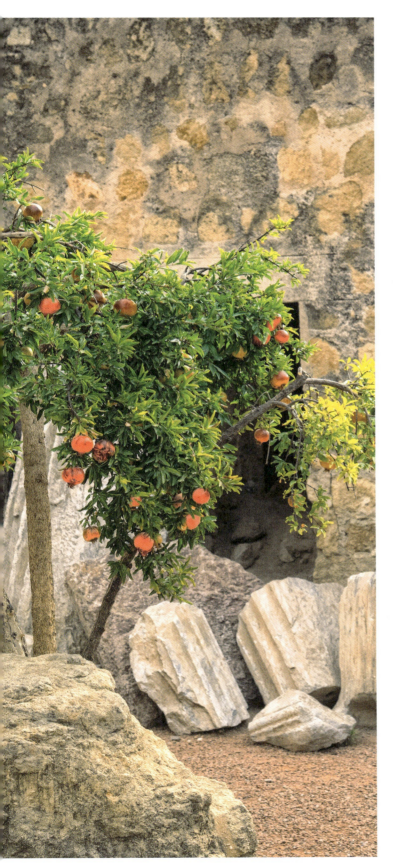

(Persephone)

Seltsam! Seltsam!
Find ich diese Frucht hier?
Die mir in den Gärten droben,
Ach! so lieb war –
            (Sie bricht den Granatapfel ab.)

Laß dich genießen,
Freundliche Frucht!
Laß mich vergessen
alle den Harm!
Wieder mich wähnen
Droben in Jugend,
In der vertaumelten
Lieblichen Zeit,
In den umduftenden
Himmlischen Blüten,
In den Gerüchen
Seliger Wonne,
Die der Entzückten,
Der Schmachtenden ward!
            (Sie isst einige Körner.)

Auszug aus Proserpina von
Johann Wolfgang Goethe

Die kräftige Purpurfarbe der Blüten wurde für das Färben von diversen Materialien und auch zur Herstellung von roter Tinte benutzt. Die getrockneten Schalen des Granatapfels wurden durch ihre gelbliche Farbe zum Färben für Stoffe und zur Lederverarbeitung verwendet. Schon der römische Gelehrte Plinius (circa 23 n. Chr.) wusste um die Nutzung der Schale vom wilden Granatapfel in der Gerberei. Einige Zeit nach Plinius brachten die Mauren das Gerben auch nach Spanien und gerbten Schafs- oder Ziegenhaut mit der Schale des Granatapfels. Sogar bis heute erfolgt das Gerben in manchen Ländern noch auf dieselbe überlieferte Art. Durch den Inhaltsstoff Tannine, der zu circa 30 % in der Schale enthalten ist, wurde diese auch zum Färben der Haare sehr geschätzt. Frauen spülten ihre Haare mit Wasser, in denen die Schale gekocht wurde, und erzielten wunderbar geschmeidige Haare mit einem hellbraunen Schimmer.

Trotz der zahlreichen alten Aufzeichnungen über die hochwirksamen Eigenschaften des Granatapfels wurde er seitens der westlichen Schulmedizin bis zum Beginn des 20. Jahrhunderts weitgehend ignoriert.

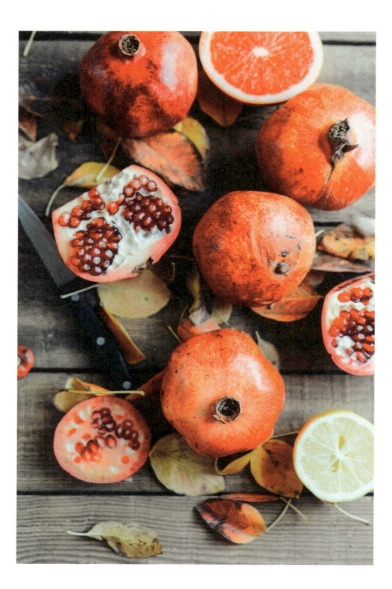

Im Buddhismus ist der Granatapfel neben der Zitrone und dem Pfirsich eine der drei gesegneten Früchte.

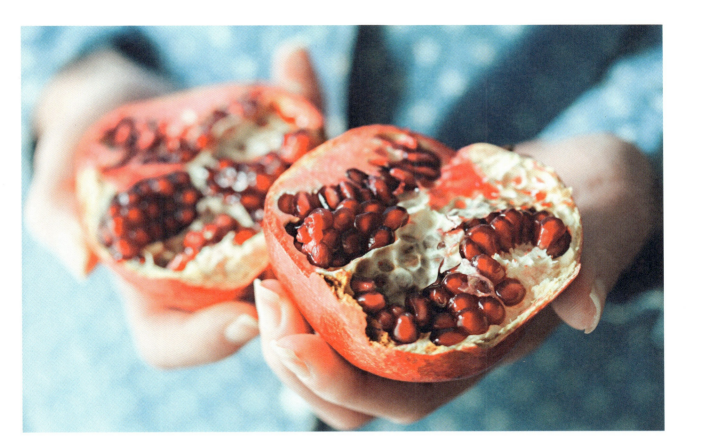

GRANATE IN DER NATURHEILKUNDE

Auch wenn spagyrisches Wissen in der Pharma-industrie leider keine Rolle spielt, sind die positiven Auswirkungen des Granatapfels auf die Gesundheit in zahlreichen wissenschaftlichen Studien inzwischen belegt und er zählt bereits zu den meist untersuchten Früchten. Da der Granatapfel eine wahre Bombe an sekundären Pflanzenstoffen ist, wovon viele noch gar nicht erforscht sind, deckt er mit seiner Wirkung eine Reihe von Symptomen und Erkrankungen ab.

Die Wirkungsweise zieht sich durch den ganzen Körper. Allen voran ist die Frucht eine Wohltat für das Immun- und Herz-Kreislaufsystem, die Fülle an Polyphenolen macht die Blutgefäße stark. Der Granatapfel schützt vor freien Radikalen und Infektionen, hemmt entzündliche Prozesse im Körper, fördert die Durchblutung, wirkt positiv bei erhöhtem Blutdruck und beeinflusst den Fettstoffwechsel außerordentlich günstig. Er entgiftet, verbessert

die eigene Reparaturleistung des Körpers, schützt Nervenzellen, erhält die geistige Leistungsfähigkeit und senkt aufgrund der wertvollen sekundären Pflanzenstoffe das Krebsrisiko. Polyphenole bremsen in vielerlei Hinsicht die Tumorbildung. Die wichtigen Phenolsäuren unterstützen den Entgiftungsprozess des Körpers und verhindern somit die Entstehung der krebserregenden Stoffe im Körper. Weiters schützen diese Inhaltsstoffe die Zellen und das Erbgut und sorgen für den natürlichen Zelltod, bevor sich entartete Zellen weiter vermehren.

Empfehlung: Bauen Sie den Granatapfel täglich in Ihren Speiseplan ein. Ob als frische Frucht oder als Saft, mit seinen wertvollen Inhaltsstoffen sorgt der Granatapfel für Gesundheit und Vitalität und wirkt vorbeugend und unterstützend bei allen Therapien. Holen Sie sich Anregungen aus dem Rezeptteil mit schmackhaften Speisen aus verschiedenen Regionen.

BOTANISCHES PROFIL

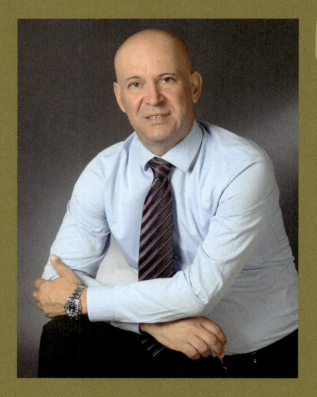

Der Granatapfel fasziniert mich schon seit vielen Jahren. Keine Obstsorte ist so unterschätzt wie der Granatapfel.

Prof. Ahmed Džubur
Dozent an der Fakultät für Landwirtschaft
in Mostar, Bosnien-Herzegowina

Ich lebe in der Herzegowina, wo der Granatapfel bereits seit Jahrhunderten erfolgreich kultiviert und auf großen Flächen angebaut wird; ich bin sozusagen mit dem Granatapfel aufgewachsen. Mein Interesse an dieser Frucht begann bereits im Jahr 1998 anlässlich meiner Doktorarbeit, in der ich mich vor allem mit dem Prozess der Befruchtung beschäftigt habe, der sehr speziell ist. Seit damals hat sich mein Interesse an dieser besonderen Pflanzenart nicht vermindert, sondern vielmehr gesteigert.

Beim Granatapfel faszinieren mich die Pflanze an sich, aber auch die besonders schönen Blüten und natürlich die intensiv roten Fruchtkerne. Nach und nach habe ich erkannt, um welche geheimnisvolle Frucht es sich handelt; von der Wurzel bis zur Frucht ist derart viel zu entdecken, dass sich wissenschaftliche Arbeiten und Studien damit auseinandersetzten und noch immer nicht alles ergründen konnten.

Ich habe mich intensiv mit dem Anbau und der Verarbeitung des Granatapfels in Bosnien und Herzegowina sowie in Kroatien und Montenegro auseinandergesetzt und auch meine eigenen Erfahrungen im Anbau gemacht. Es freut mich, dass ich mein Wissen und meine neuesten Erkenntnisse im Fach „Obstbau" an der Fakultät für Landwirtschaft in Mostar weitergeben und hier unterrichten darf. Neben sämtlichen mediterranen Früchten spielt auch der Granatapfel eine wichtige Rolle in den Vorlesungen und das Interesse an dieser besonderen Pflanze nimmt ständig zu.

Mittlerweile haben auch die Pharma-, die Kosmetik- und die Lebensmittelindustrie die positiven Eigenschaften der Pflanze erkannt, die übrigens in ihrer Gesamtheit genutzt werden kann (Blätter, Rinde,

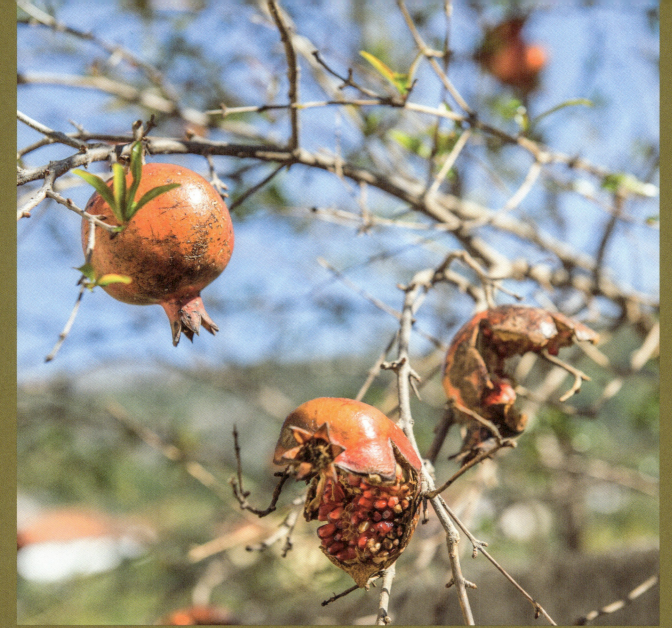

Früchte, Wurzeln, Samen, …). Zahlreiche medizinische Studien konnten antioxidative und weitere nützliche Inhaltsstoffe belegen, der Granatapfel wird daher zu Recht als „Super-Frucht der Zukunft" definiert. Wen wundert es, dass die Nachfrage nach biologisch angebauten Früchten rasch ansteigt!

Keine Obstsorte ist andererseits aber auch so unterschätzt wie der Granatapfel. Er zog mehr die Aufmerksamkeit der Künstler (Maler, Dichter,…) an als die der Wissenschaftler und landwirtschaftlichen Hersteller.

Viel zu lange ist der Granatapfel zu Unrecht vernachlässigt worden. Mit meinem Beitrag in diesem

Buch möchte ich diese faszinierende Pflanze einer breiteren Öffentlichkeit näherbringen. Natürlich dürfen wissenschaftliche Erkenntnisse nicht fehlen, vor allem jedoch möchte ich, dass Sie ein Nachschlagewerk in Händen halten, das Ihnen im Alltag nützliche Informationen liefert und zeigt, welche Möglichkeiten der Granatapfel für die Gesundheit und das Wohlbefinden liefert.

Ich wünsche Ihnen Gesundheit und viel Freude beim Lesen.

Ihr Prof. Ahmed Džubur

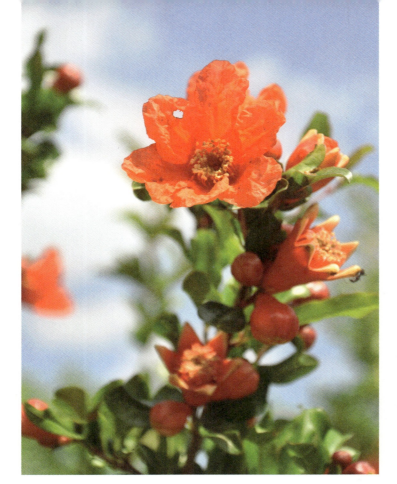

In einigen Gebieten legen die Bauern heute noch einen Granatapfel in den Sack, in dem sie die Samen für die Saat aufbewahren. Nach der Aussaat wird der Granatapfel auf das Feld geworfen. Die aus der geplatzten Frucht verstreuten Kerne sollen so eine fruchtbare Ernte bringen.

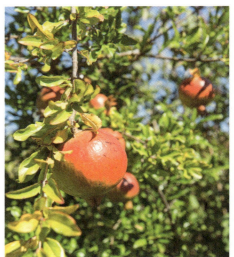

URALTE OBSTKULTUR

Der Granatapfelbaum – Wild und kultiviert

Punica Granatum (lat.) zählt botanisch zur Familie der Weiderichgewächse. Er ist eine sehr spezifische Pflanze und es bestehen keine vergleichbaren Verwandtschaftssorten, wie es häufig bei anderen Obstsorten der Fall ist. Punica bezeichnet die Gattung der Granatäpfel konkret, „granatum" wurde aufgrund der zahlreichen Fruchtkerne daraus abgeleitet. In manchen Teilen Bosniens und Herzegowinas wird der Granatapfel auch als Rosa Canina angesehen, als eine Art der Heckenrose.

Die Pflanze

Der Granatapfel, ein sommergrüner Baum, ist eine uralte Obstkultur und in zahlreichen Ländern zu finden. So sind auch teilweise sehr unterschiedliche Benennungen im Umlauf, die sehr oft mit seinen Charakteristika verbunden wurden. Der Granatapfelbaum ist ein Selbstbefruchter, benötigt aber die Bestäubung durch Insekten. Natürlich gewachsen kann er bis zu sieben Meter hoch und mehrere hundert Jahre alt werden. Steht er alleine, erreicht er eine größere Höhe. Er wächst jedoch nur sehr langsam und dies eher in die Breite als in die Länge. Ein fünf Meter hoher Baum weist ein Alter von circa dreißig Jahren auf. Als Nutzpflanze wird der Baum in Form einer niedrigen Baumstruktur oder als üppige, unregelmäßige und verzweigte Sträucher gezüchtet. Ein spontan gewachsener Granatapfel wächst meistens in Form eines Strauches mit zahlreichen Ästen, die allerdings dann sehr schnell wachsen. Der Stamm hat eine rötliche bis aschgraue Rinde, die im Alterungsprozess dann langsam grau wird. Gezüchtet wird die Stammform meist in Küstengebieten, da dort aufgrund der Temperaturen die oberirdischen Teile nicht einfrieren können.

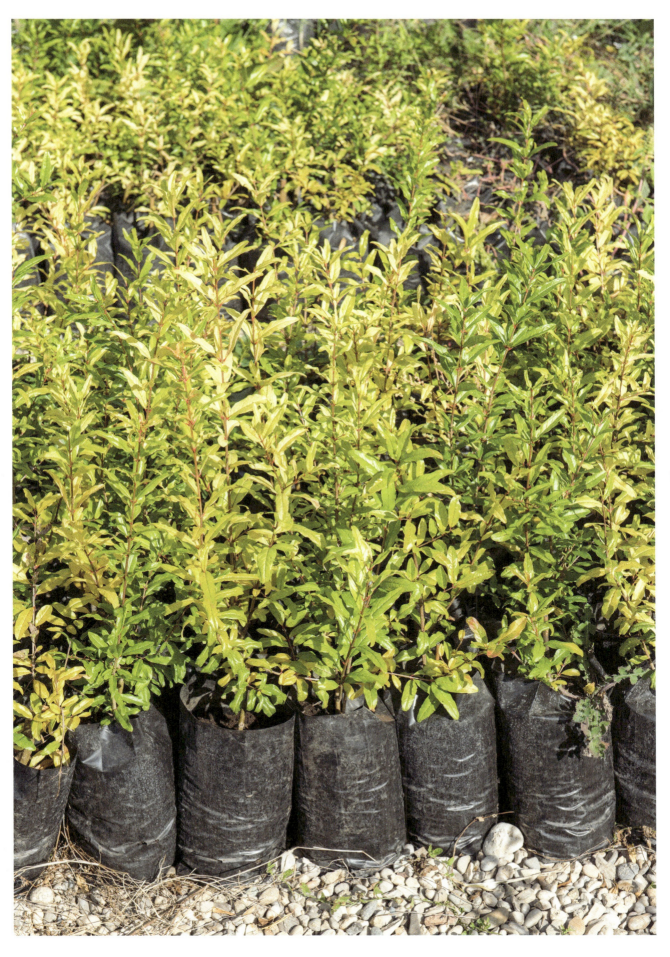

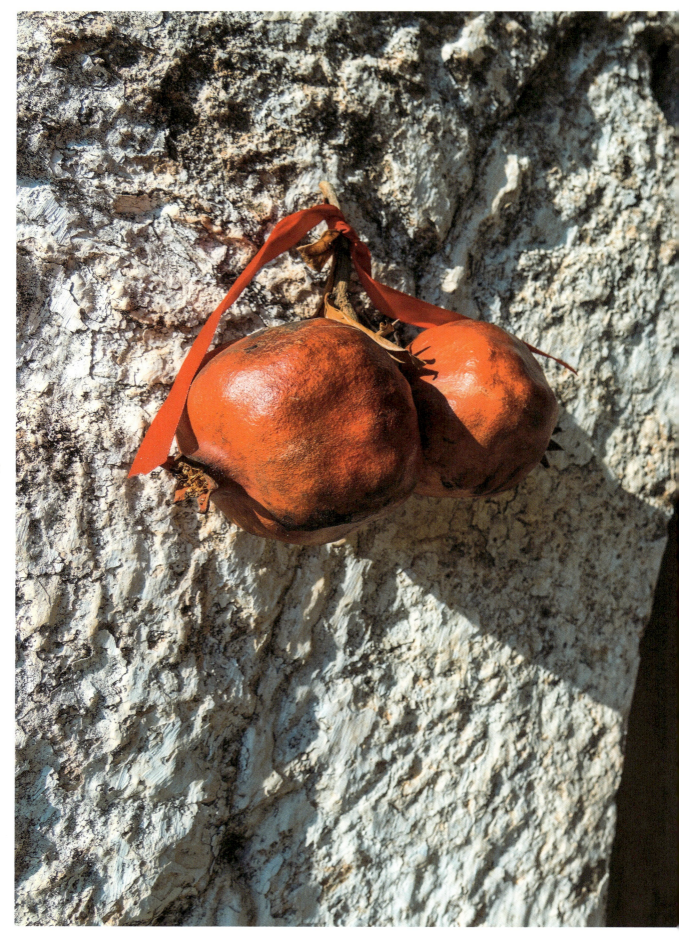

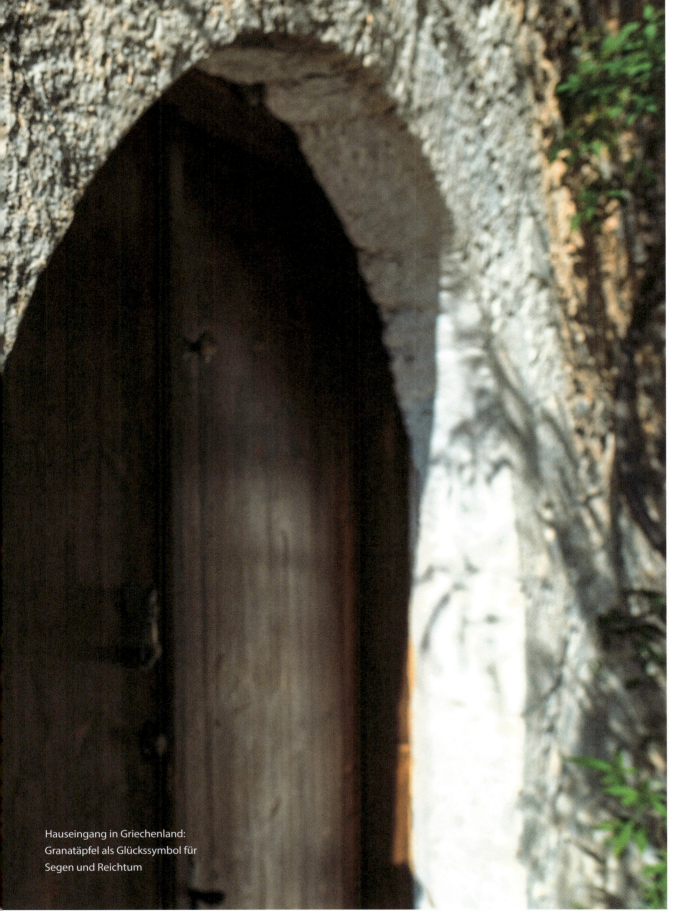

Hauseingang in Griechenland:
Granatäpfel als Glückssymbol für
Segen und Reichtum

Ein Baum trägt meist für fünfzehn bis fünfundzwanzig Jahre Früchte, dann muss er erneuert werden. Die einjährigen Äste sind vollständig mit den lanzenförmigen Blättern bedeckt, mehrjährige Äste oder Äste, die älter als zwei Jahre sind, weisen im mittleren Teil keine Blätter mehr auf.

Die Knospen und Blätter

Die Knospen befinden sich in den Blattachsen, wo sich auch gleichzeitig die Stacheln formieren. Die Knospen sind kleinwüchsig, sitzend, kuppenförmig und vorerst dunkelbraun. Häufig wachsen sie in einer Gruppe von drei bis fünf Knospen.

Je nach ökologischen Bedingungen verändert sich auch das Wachstum der Blätter. In Bosnien und Herzegowina sind die Blätter einjährig, glänzend und glatt. Sie wachsen lanzenförmig und sind dickfleischig und ohne Härchen.

Die Blüten

Auffallend schön sind die trichterförmigen Blüten, die hellrot, weiß, aber auch gelb sein können. Auf der Insel Java wurden Granatapfelbäume mit schwarzen Blüten entdeckt. In den Blüten befinden sich die Samen, aus denen später neue Pflanzen wachsen können. Sie riechen kaum und ihr Geschmack ist bitter und wenig zart. Kaut man die Blüte, dann verfärbt sich der Speichel lila-rot.

Die Blüten weisen eine sehr spezifische Form auf. Es gibt auf einer Pflanze zwei Blütensorten, eine Hermaphrodite, sprich zwitterähnliche mit langem Griffel, die fruchtbar ist, und eine männliche, die nicht fruchtbar ist. Die Blüte ist wunderschön und symmetrisch und besteht aus fünf bis acht fleischigen Blütenböden, die von weiteren fünf bis acht zarten, runden und roten Blättchen umfasst werden. Ein besonderes Spezifikum des Granatapfels ist seine lange Blütezeit, was sich für die Praxis als sehr vorteilhaft erweist, da so der Fruchtertrag sicherer wird. Für gewöhnlich erblüht er im zweiten oder dritten Jahr nach der Anpflanzung, die Blütezeit

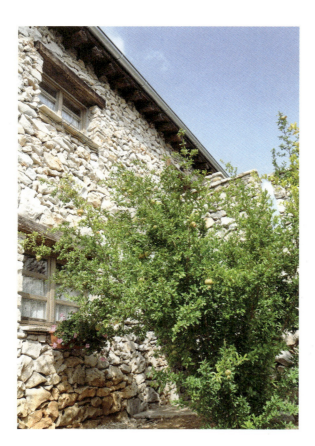

In der griechischen Antike wird berichtet, dass der Granatapfelbaum aus dem Blut des Dionysos, dem Gott des Weines, der Freude, der Ekstase, des Wahnsinns, der Fruchtbarkeit, gewachsen ist.

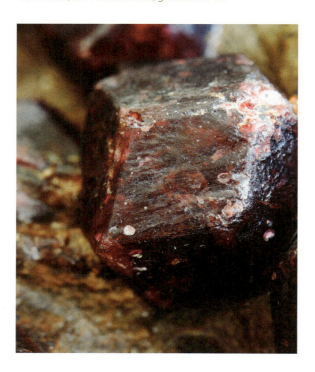

Der Granatapfel ist Namensgeber für den scharlachroten Halbedelstein Granat, einen beliebten Schmuck- und Heilstein.

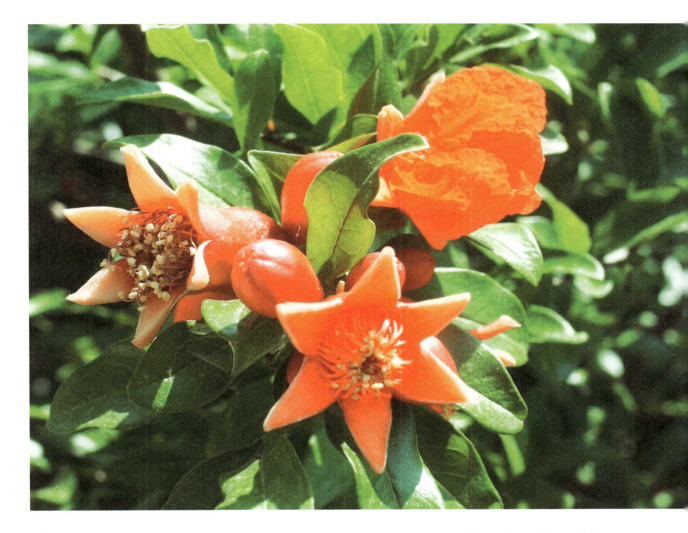

erfolgt in der ersten Junihälfte des Jahres, manchmal auch früher im Mai. Erblüht der Granatapfel im Juli und August, dann bilden sich meist auch kleine und unreife Früchte, die dann später abfallen. Auf einem erwachsenen Stamm können mehr als tausend Blüten vorkommen, von denen sich aber nur eine kleine Zahl befruchtet. Ursachen einer geringeren Befruchtung können auch Temperaturschwankungen zwischen Tag und Nacht während der Blütezeit sein. Nach drei Jahren reifen die ersten Früchte. Sträucher, die einzeln und ohne Schatten wachsen, weisen eine weitaus größere Zahl an Blüten auf. Auch die Früchte sind größer und hochwertiger als jene, deren Bäume eng beieinander oder im Schatten stehen.

Die Frucht

Die Frucht selbst ist eine Besonderheit der Natur. Sie wird gewöhnlich an der Spitze eines einjährigen Astes gebildet und kann bis zu 12 cm breit und

Der Koran spricht von guten Dingen, die von Gott geschaffen wurden. „Und Er ist es, der aus dem Himmel Wasser niedersendet; damit bringen wir alle Arten von Pflanzen hervor; (…) Oliven- und Granatapfel-(Bäume) – einander ähnlich und nicht ähnlich." (Auszug aus 6. Sure, Vers 99.)

500 Gramm schwer werden. Geerntet wird die Frucht, die botanisch gesehen eigentlich eine Beere ist, im Herbst. Sie hat eine kugelförmige Form und die Größe einer Orange. Die Schale ist ziemlich hart, was für den Transport und die Lagerung durchaus von Vorteil ist. Das Innere zeigt sich beerenartig und ist mit Membranen in zahlreiche Kammern unterteilt. In diesen befinden sich die vielen roten Fruchtkerne (Fruchtperlen), das blassrosa bis tiefrote Fruchtfleisch. Der Geschmack hängt von der Reife der Frucht ab und ist entweder bitter oder süß. Am Beginn der Fruchtbildung sind die Fruchtkerne sogar grünlich.

Die Bedürfnisse

Der Granatapfel benötigt große Wassermengen im Boden mit gleichzeitig hohen Temperaturen. Eine ausreichende Feuchtigkeitsmenge ist daher speziell in der Zeit des intensiven Wachstums der Wurzel, im Herbst und im Frühling, wichtig. Er verträgt auch Dürre, aber diese zeigt sich dann doch zum Beispiel an gelben Blättern, am verzögerten Wachstum und einer niedrigeren Fruchtqualität. Ein Zuviel an Feuchtigkeit in der Phase der Reifung kann jedoch auch zu einer niedrigeren Qualität der Früchte führen. Ein Feuchtigkeitsmangel im Boden ist an den Früchten zu erkennen. Die Schale wird weniger elastisch und ist hart. Wenn nach der Trockenperiode später dann doch noch Regen fällt, setzt sich das Wachstum zwar fort, aber die harte Schale der Frucht platzt noch vor der Reife auf.

Auf Wind reagiert der Granatapfel empfindlich. Besonders starke Windentwicklung wirkt sich sehr ungünstig auf die Pflanzenstruktur und auch auf die Bestäubung aus. Bewährt hat sich daher, die Bäume in Kreisen zu pflanzen, damit sie einander Schutz geben können.

Nicht zuletzt fordert der Granatapfel auch eine komplexe Aufbereitung des Bodens. Während in der Vergangenheit nur Löcher gegraben wurden, wird heute auf eine hochwertige Vorbereitung geachtet. Diese umfasst die Beseitigung des gesamten Bodens von Steinen, von Rückständen aus Wurzel- und Pflanzensystemen und eine Mindesttiefe von 50 cm. Auch der Abstand ist bei der Bepflanzung ein wichtiges Kriterium. Je nach Sorte (etwa 500 verschiedene) des Granatapfels und der Form der Baumkrone kann er durchaus auch als „Zaun" gepflanzt werden. Durch eine Bepflanzung in engeren Abständen dient dies im Winter als Schutz gegen niedrige Temperaturen und kalte Winde und im Sommer gegen extrem hohe Temperaturen. Beste Voraussetzung für eine hohe Qualität der Früchte

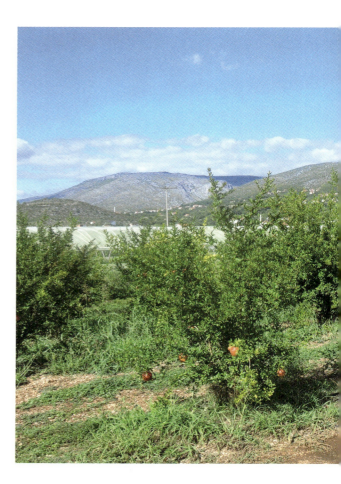

sind eine hochwertige Aufbereitung des Bodens und eine sorgfältige Pflanzung.

Interessant ist für den Konsum, dass der Granatapfel von Natur aus aufgrund des hohen Gehalts an Tanninen und Pektinen besonders widerstandsfähig gegen Insekten und andere Schädlinge ist und daher nicht mit Spritzmitteln und Pestiziden bearbeitet werden muss. Er darf daher erfreulicherweise in die Gruppe der „ökologischen Früchte" eingeordnet werden und ist als hochwertige, reine Frucht sehr geschätzt.

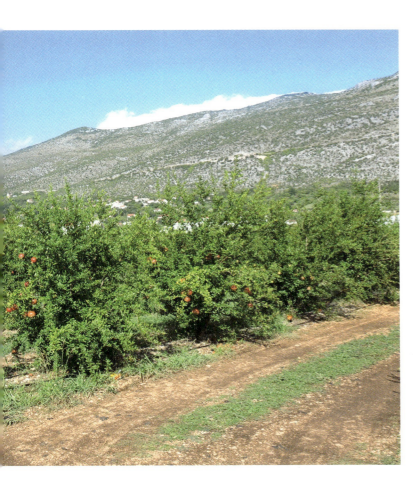

Im Judentum steht der Granatapfel für Regeneration und Fruchtbarkeit. Granatäpfel schmücken den Saum des hohepriesterlichen Gewandes und verkörpern die Fruchtbarkeit des verheißenen Landes.

In Indien wird die Schale des Granatapfels zum Schwarzfärben von Wolle verwendet. Tief dunkelblaue Farbtöne werden mit einem Extrakt aus der Wurzel des Granatapfelbaumes und Eisenbeize erzeugt.

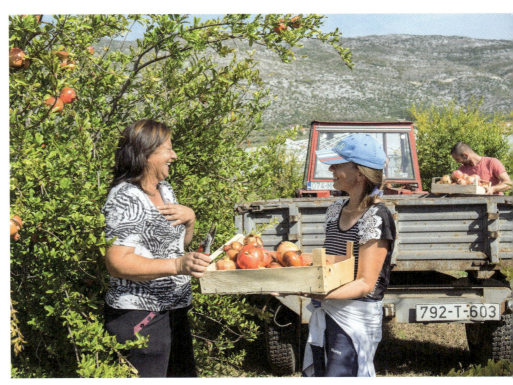

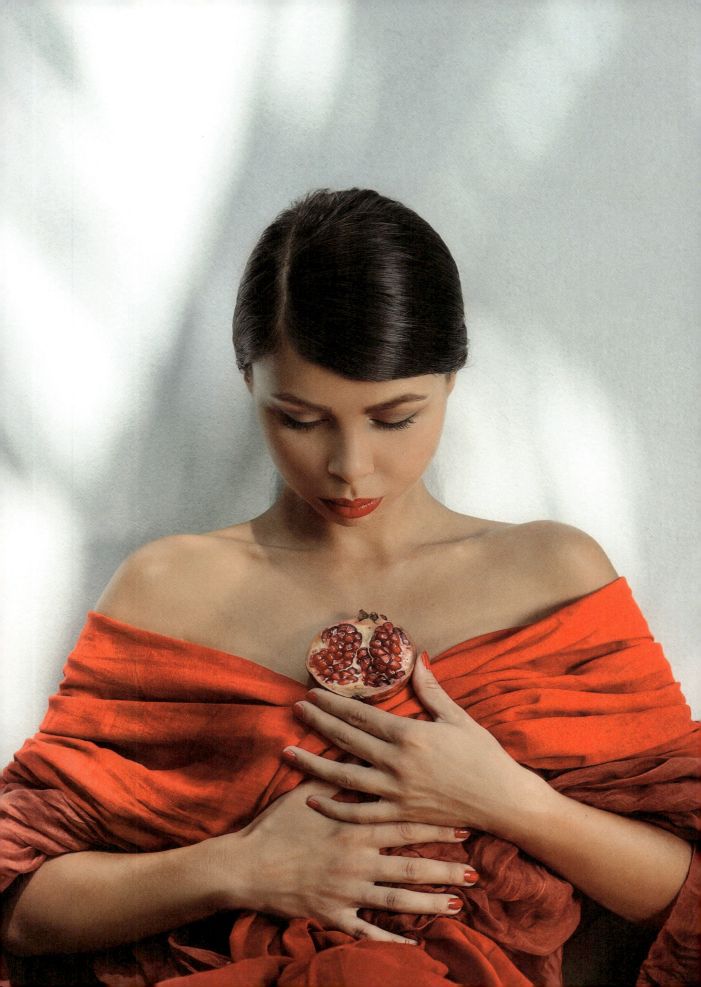

Die Granatäpfel

MÄRCHEN AUS ITALIEN (NACHERZÄHLT)

Es war einmal ein König, dessen Sohn war schwermütig, und nichts und niemand konnte ihn zum Lachen bringen. Nur einmal, als er die Wasserflasche einer alten Frau kaputt schlug, die diese mühsam mit Wasser gefüllt hatte, lachte er aus vollem Herzen.

Die Alte verwünschte ihn daraufhin, dass er nie mehr glücklich sein würde, wenn er nicht ein Mädchen aus Milch und Blut fände. Er machte sich auf den Weg, um ein solches Mädchen zu suchen und war lange, lange Zeit unterwegs.

Eines Tages ruhte er sich unter einem Granatapfelbaum aus, der drei Granatäpfel an seinen Ästen hängen hatte. Der Prinz nahm einen Granatapfel, öffnete ihn, und heraus sprang ein Mädchen aus Milch und Blut. Er fragte sie: „Willst du bei mir bleiben?" Sie meinte: „Hast du zu essen und zu trinken?" „Nein", sagte er, und das Mädchen verschwand. Als er den zweiten Granatapfel öffnete, sprang auch aus diesem ein Mädchen aus Milch und Blut, und er fragte auch dieses: „Willst du bei mir bleiben?" Das Mädchen wiederum fragte: „Hast du zu essen und zu trinken für mich?" „Nein", sagte der Prinz, und schon war auch dieses Mädchen verschwunden. Erst beim dritten Granatapfel sagte der Prinz dem Mädchen zu, dass er zu essen und zu trinken hätte, und das Mädchen willigte ein, mit ihm zu gehen.

So geschah es, dass der Prinz ein Mädchen aus Milch und Blut fand. Die zwei kehrten zurück in sein Königreich und er war von da an glücklich und nie mehr melancholisch.

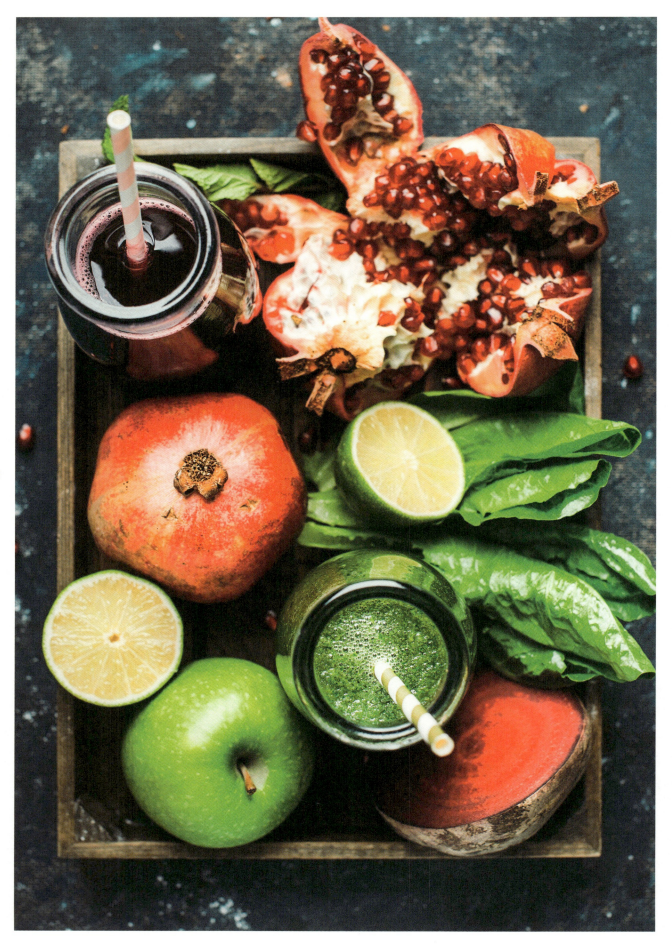

SUPERFRUIT GRANATAPFEL

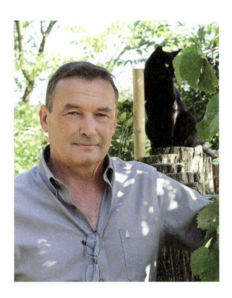

In der Naturheilkunde spielt der Granatapfel eine wichtige Rolle.

Dr. med. Michael Ehrenberger
Arzt und Autor mehrerer Bücher
Betreiber des „Paradieserl"

Nach meinem Maturaabschluss in einem Gymnasium in Mödling war mir schnell bewusst, was ich gerne studieren möchte: Medizin. Nach einer Mindestzeit an Studienjahren promovierte ich an der Universität Wien zum Doktor der gesamten Heilkunde. Von Beginn an war mir die Naturheilkunde ein ernsthaftes Anliegen und ich beschäftigte mich intensiv damit. In meiner Arbeit ist mir sehr wichtig, Naturmedizin und Schulmedizin zu vereinen, denn für mich gibt es nur eine Medizin, und zwar jene, die den Menschen wirklich hilft. Nachdem mir die Natur sehr nahe ist, betreibe ich in Mogersdorf im Südburgenland eine eigene Landwirtschaft mit Ziegen, Eseln, Enten, Hühnern, Katzen und Hunden. Seit 2013 gibt es dieses „Paradieserl" mit einem Permakultur-Schaugarten, einer Bauerngolf-Anlage und einem Seminarhaus.

Um möglichst vielen Menschen ein lebendiges Wissen über die Natur zugänglich zu machen, wurde der Verein „Natur heilt" gegründet, in der Absicht, eine erweiterte, lebendige Sichtweise der Natur mit anderen zu teilen. Undogmatisch und auf einer ganzheitlichen, philosophisch-physikalischen, holosophischen Denkweise beruhend.

Die Natur liegt mir am Herzen und ich bin fest davon überzeugt, dass wir von ihr noch viel lernen können.

Herzlichst, Ihr
Dr. med. Michael Ehrenberger

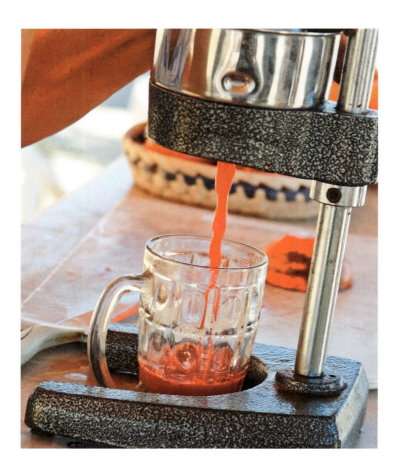

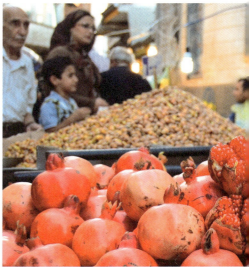

In Ländern des Mittleren und Nahen Ostens finden sich oft Straßenstände, an denen frischer Granatapfelsaft angeboten wird.

SUPERFRUIT GRANATAPFEL

Vielseitige Powerfrucht für Gesundheit und Schönheit

Ein frischer Granatapfel besteht aus knapp 10 % Zucker, über 1,5 % Pektin und aus hochwertigen Vitalstoffen. Das reichhaltige Nährstoffangebot erstreckt sich über die Vitamine C, E und K, die B-Vitamine und Beta-Carotine, eine Menge Mineralstoffe wie Natrium, Kalium, Magnesium und Calcium sowie Phosphor und Schwefel bis hin zu den wichtigen Spurenelementen Eisen,

Mangan, Zink, Fluor und Jod. Zusätzlich enthält der Granatapfel noch die als Energielieferanten wichtigen Kohlehydrate, Proteine und essentielle Aminosäuren als Baustoffe für unseren Körper sowie wertvolle, ungesättigte Fettsäuren.

Diese Vielzahl an Inhaltsstoffen lässt erkennen, dass der Granatapfel zu Recht einen Platz in der Gesundheitsförderung verdient hat und nicht unterschätzt werden sollte. Seine Einsatzmöglichkeiten gehen jedoch weit über die Gesundheit hinaus und sind in der Schönheitspflege, besonders als Anti-Aging-Frucht, und zu guter Letzt auch als Bereicherung in der Küche nicht mehr wegzudenken. Grund genug, sich ausführlich mit dieser Powerfrucht zu beschäftigen.

Verwendung

Da der Granatapfel ein riesiges Spektrum an Nährstoffen bietet, ist er eine große Bereicherung für die kreative Küche und einen gesunden und abwechslungsreichen Speiseplan. Neben seiner

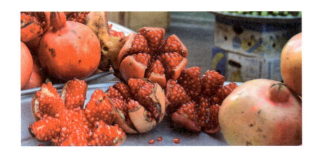

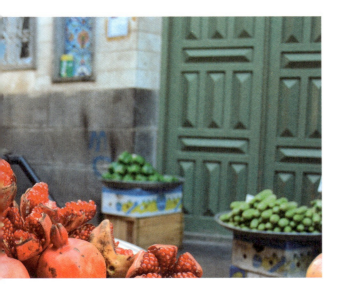

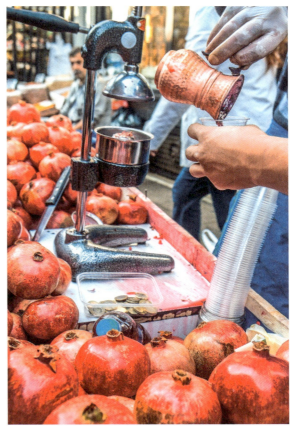

langen historischen und kulturellen Tradition zählt er zu den meist untersuchten Obstsorten der Welt. Er ist nicht nur eine wohlschmeckende Ergänzung zu vielen Speisen, sondern verfügt zudem über ausnehmend viele Inhaltsstoffe, die eine vielfältige und positive Wirkung auf den Körper haben. Einzigartig an dieser Frucht ist ebenso, dass alle Bestandteile einer Verarbeitung zugeführt werden können.

Die Fruchtkerne stellen den wertvollsten Teil für die Saftproduktion dar. Diese werden zum hoch wirksamen Granatapfel-Rohsaft, einem ausgezeichneten Antioxidans, welches in seiner Wirkung entzündungshemmend, antikanzerogen und antiarteriosklerotisch ist. Der Genuss des appetitlichen Saftes wirkt demnach Entzündungen entgegen, schützt vor Krebs und Gefäßverkalkung. Ein regelmäßiger Genuss dieser Frucht oder des hochwertigen Saftes unterstützt weitreichend einen gesunden Körper.

Aus den kleinen schwarzen Samenkernen wird das außergewöhnlich hochwertige Kernöl gewonnen, ein Öl, welches besonders reich an der gesundheitsfördernden Fettsäure Gamma-Linolensäure ist. Diese essenzielle Fettsäure zählt zu den ungesättigten Fettsäuren, die wertvoll für den gesamten Stoffwechsel sind. Obwohl ungesättigte Fettsäuren sich auch in tierischen Produkten finden, spricht man diese gesundheitsfördernde Wirkung nur pflanzlichen Quellen zu. Sie steuern die Abwehrreaktion des Körpers, wirken entzündungshemmend, unterstützen das Nervensystem und sind nicht zuletzt wesentlich für den Aufbau einer elastischen Zellmembran. Im kosmetischen Bereich wird das Granatapfelsamenkernöl genau wegen dieser Wirkstoffe in der Hautpflege, vor allem bei reifer Haut, sehr geschätzt.

Weiters finden sich in den ölreichen Samen Phytoöstrogene. Diese sekundären Pflanzenstoffe, die im Aufbau dem menschlichen Östrogen ähneln, haben eine sanfte, hormonausgleichende Wirkung und sind speziell bei einem Mangel an menschlichem Östrogen, wie zum Beispiel in den Wechseljahren, ausgesprochen hilfreich.

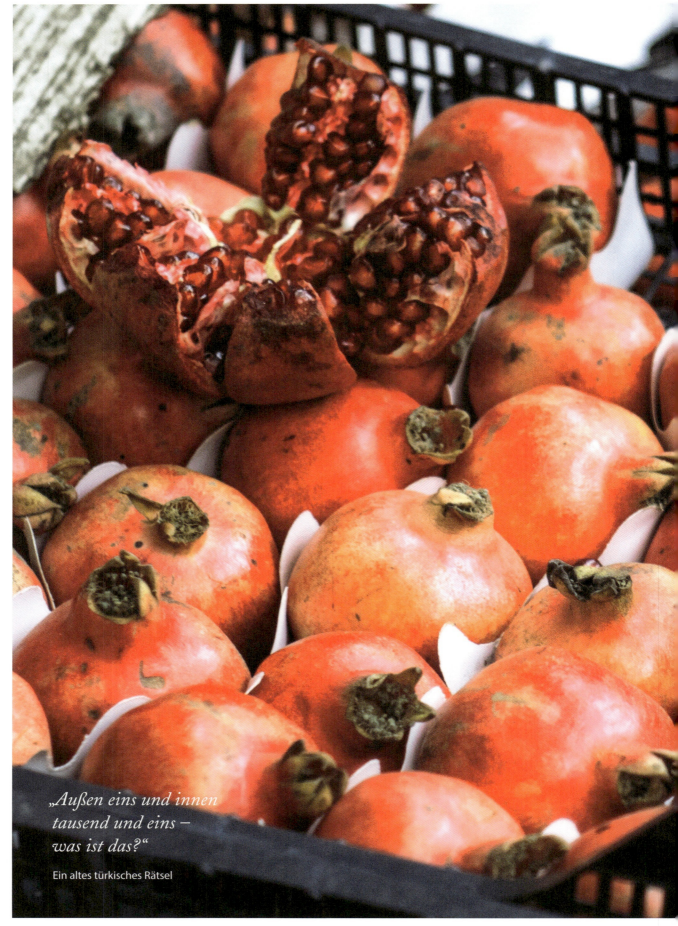

„Außen eins und innen
tausend und eins –
was ist das?"

Ein altes türkisches Rätsel

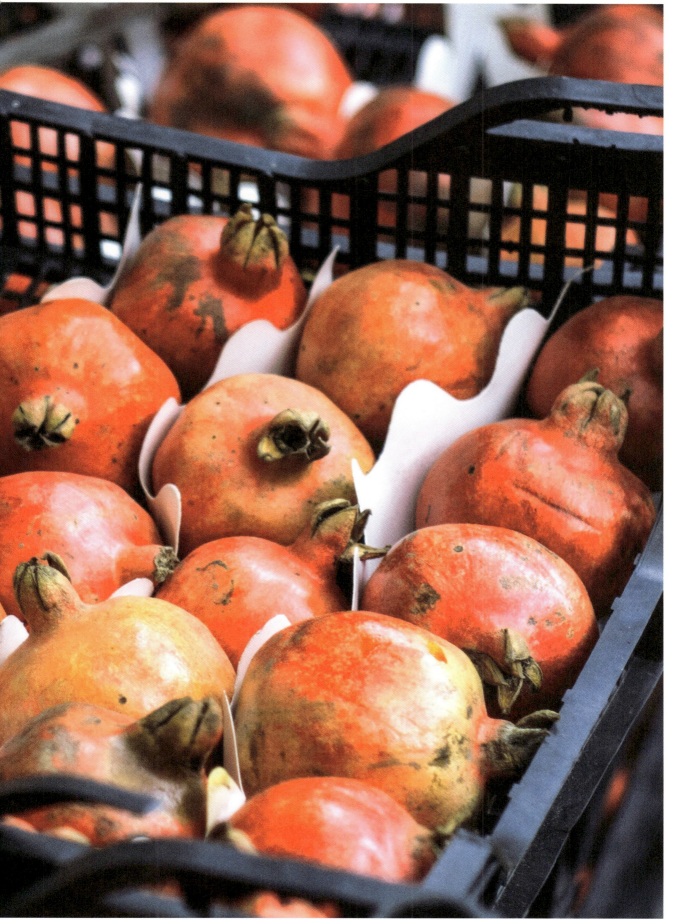

Auch die Schale der Frucht besitzt vielfältige Nutzungseigenschaften. Einige Zeit wurde der Einsatz für medizinische Zwecke in manchen Ländern verboten. Der Grund war, dass sie neben den heilkräftigen Anteilen auch giftige Alkaloide besitzt. Forschungen haben dann gezeigt, dass diese Alkaloide und Tannine aus dem Extrakt der Schale das Wachstum von Bakterien und Viren verhindern, vor allem das der Herpes-Viren, des Poliovirus und des Humane Immundefizienz-Virus (HIV).

Die Schale verfügt außerdem über eine Vielzahl von Gerbstoffen und Flavonoiden. Flavonoide sind Pflanzenstoffe aus der Gruppe der Polyphenole und eigentlich ein organismuseigener Schutz-mechanismus. Sie geben der Pflanze ihre Farbe und schützen sie vor Einflüssen der Umwelt, wenden das Eindringen von zu viel Nässe, Schädlingen oder Bakterien ab und schützen nach außen hin vor Feuchtigkeitsverlust.

Von diesen Eigenschaften profitieren wir, denn dieser Mechanismus klappt auch beim Menschen. Aus dieser wertvollen Schale wird das hochwertige Granat-apfelschalenmehl gewonnen und für auserlesene Teeauszüge, als Nahrungsergänzung in der pflanzli-chen Hormontherapie und zur Unterstützung in den Wechseljahren verwendet. Auch in der Küche findet das Granatapfelschalenmehl vielfältige Einsatzmög-lichkeiten. Es lässt sich sehr gut zum Müsli hinzu-fügen, für Salate und Brotaufstriche verwenden oder auch zur Verfeinerung von Suppen. Der kulinarischen Kreativität sind kaum Grenzen gesetzt.

Der Granatapfel bietet ein breites Spektrum an essenziellen, lebensnotwendigen Mineralstoffen, Spurenelementen und Vitaminen und ist somit eine außerordentliche Bereicherung für den täglichen, gesunden Speiseplan. Essenzielle Nährstoffe muss der Mensch mit der Nahrung zu sich nehmen, weil der Körper sie nicht selbst bilden kann. Was den Granatapfel zusätzlich so unentbehrlich und wertvoll macht, sind seine Wirkstoffe, die über dieses Essen-zielle hinausgehen. Diese Wirkstoffe unterstützen die Zelle beim Kampf gegen freie Radikale, erhalten das Herz-Kreislauf- und Gefäßsystem gesund, wirken hormonausgleichend und vitalisierend. In diesen Eigenschaften liegt die absolute Stärke der Frucht, die mit all diesen wertvollen Substanzen in ihrer Wirkung sehr vielfältig ist.

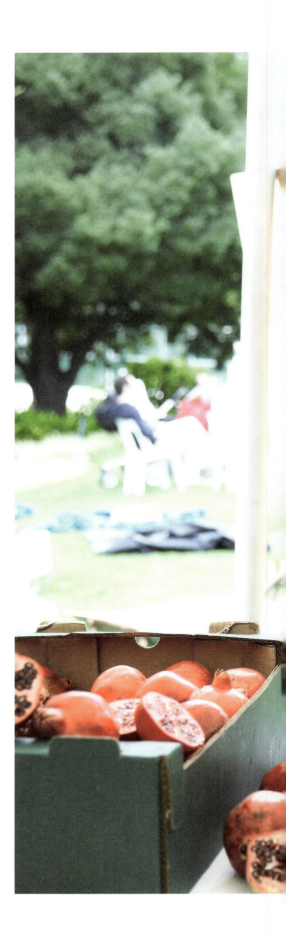

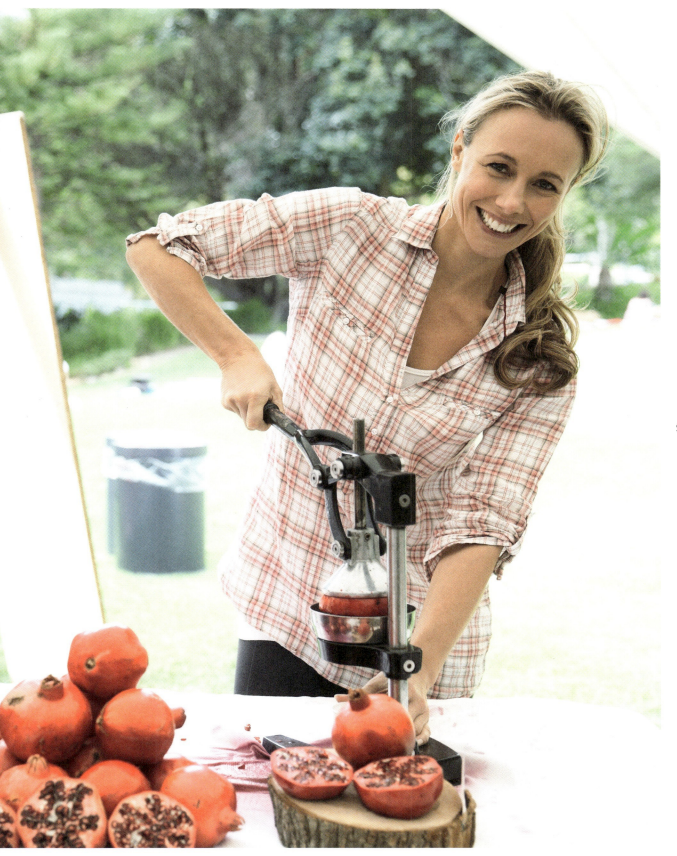

Oxidativer Stress oder freie Radikale

Betrachten wir zuerst den in der heutigen Zeit häufig gebrauchten Ausdruck von oxidativem Stress oder den der freien Radikale. Oxidation ist ein Vorgang, den wir üblicherweise täglich im Alltag erleben. Das tritt ein, wenn ein aufgeschnittener Apfel braun wird, Eisen rostet oder beispielsweise Öl ranzig wird. Biochemisch gesehen handelt es sich hier um eine Belastung des Organismus, die teils bei natürlichen Stoffwechselprozessen in Verbindung mit Sauerstoff entsteht und teils durch Umwelteinflüsse wie Elektrosmog, verschmutzte Luft und verunreinigtes Wasser vermehrt auftritt. Gerade auch bei der Erzeugung unserer Lebensenergie in der Zelle, der inneren Zellatmung, werden laufend freie Radikale freigesetzt. Physischer und psychischer Stress sind ebenso Faktoren, die der Körper mit einem erhöhten Stoffwechsel kompensiert, und dieser Stress frisst förmlich die Vitamine, Mineralstoffe und Spurenelemente zur Bewältigung des Ansturms der freien Radikale auf. Durch diese Bewältigungsstrategie werden noch mehr Stoffwechselabfälle, Säuren und Schlacken gebildet. Das Nährstoffdepot wird immer leerer, und wenn die Schäden überhand nehmen und dies vom körpereigenen Reparationsmechanismus nicht mehr aufgefangen werden kann, können irreversible Zellschäden die Folge sein. Der Wissenschaft zufolge ist diese Zellschädigung die Hauptursache von Zellalterung, welche in weiterer Folge zu Kopierfehlern in der Zellteilung führt und die Entstehung von Krebs begünstigen kann. Dies gilt übrigens ebenso für exzessiven Sport.

Empfehlung: Es gibt einen Zauberschlüssel für einen gesunden Körper. Mit einer ausgewogenen, gesunden Ernährung und einem hohen Fokus auf Antioxidantien (Vitalstoffe) in der Küche leisten Sie bereits einen großen Beitrag für die Gesunderhaltung Ihres Körpers.

Die Ernährung ist ein wesentlicher Bestandteil für die Gesundheit und körperliche Vitalität. Vor allem der Fokus auf eine ausreichende Zufuhr von Vitalstoffen sichert die Gesunderhaltung von Knochen, Haut und Haaren.

VITALSTOFFE

Die hochwertigen Inhaltsstoffe des Granatapfels werden in wenige große Gruppen unterteilt. Hervorzuheben sind der hohe Gehalt an sekundären Pflanzenstoffen wie Polyphenolen, Gerbstoffen, Terpenen (ätherische Öle) und Phytosterolen (cholesterinähnliche Strukturen in den fettreichen Teilen der Pflanzen), um nur einige zu nennen, und natürlich die Vitamine, Mineralstoffe und Spurenelemente sowie die hohe Konzentration an kostbarer Gamma-Linolensäure.

Welche Bedeutung hat Ernährung in der Gesundheitsprävention? Die Art und Weise des Speiseplans bestimmt Gesundheit und körperliche Vitalität, wobei viele Ernährungssünden nicht umgehend sichtbar sind, sondern ihre negativen Konsequenzen erst im Laufe des Lebens zeigen, im Zusammenspiel

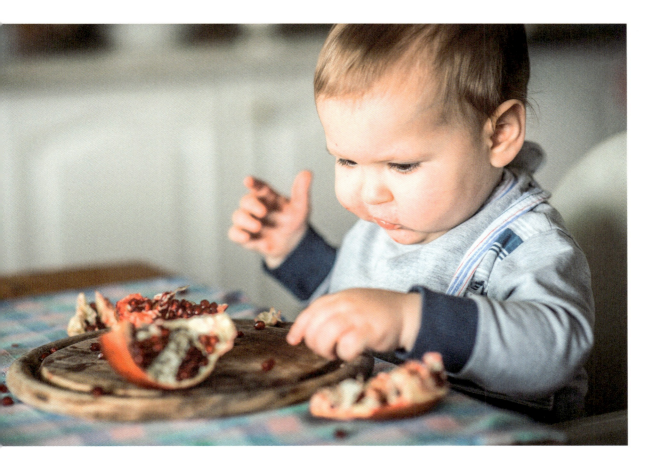

mit einem belastenden Lebensstil wie fehlender Bewegung, Stress und Rauchen. So werden zum Beispiel Herz-Kreislauf-Erkrankungen (Herzinfarkt und Schlaganfall) sowie Krebs und Stoffwechsel- störungen (Diabetes) mit einer Fehlernährung in Kombination mit einem ungesunden Lebensstil in Verbindung gebracht.

Die meisten Ernährungsfehler sind als „häufig zu süß" oder „regelmäßig zu fett" zu definieren. In Kombi- nation mit Stress als Vitalkiller und einer fehlenden Aufnahme von Nährstoffen bleibt dann die Gesund- heit auf der Strecke, denn der Körper ist auf eine ausreichende Zufuhr von Vitalstoffen angewiesen. Einerseits um das Depot der essenziellen Nährstoffe zu halten, denn das sind die Stoffe, die der Körper nicht selbst produzieren kann, dazu gehören viele Vitamine, Mineralstoffe, Spurenelemente, Amino- säuren und einige Fettsäuren, andererseits benötigt der Körper Vitalstoffe, um die vielen Nährstoffe bereitzustellen, die der Körper für die Steuerung des hochkomplexen Stoffwechsels benötigt. Die lebens- spendende Aktivität des Herzmuskels, die Sehfähig- keit, die Nervenfunktionen, Abwehrfunktionen des Immunsystems und die Blutbildung werden durch

die Aufnahme von Vitalstoffen positiv beeinflusst. Auch für die Gesunderhaltung von Haaren, Haut und Knochen sind einige dieser Mikronährstoffe von großer Bedeutung. Die lebenswichtige gesunde Zellteilung und die Geweberegeneration sind ebenso von einigen Vitalstoffen abhängig und Basis für ein gesundes Körpersystem.

Durch die fehlende Aufnahme dieser Nährstoffe und durch Fehlernährung kommt dieses komplexe Zusammenspiel aus der Balance, was zu Krankheiten führen kann.

Inzwischen weiß man eine Menge über die Bedeutung der einzelnen Mikronährstoffe für den Stoffwechsel und den täglichen Bedarf, der jedoch auch von den individuellen Lebensstilen und einzelnen genetischen Faktoren stark beeinflusst ist. Ein erhöhter Bedarf an Vitalstoffen besteht in der Schwangerschaft, bei chronischen Krankheiten, erhöhter sportlicher Aktivität, Sonneneinstrahlung, Dauerstress und Umweltbelastungen, aber auch im Falle der Einnahme von Medikamenten. In solchen Situationen ist in jedem Fall auf eine erhöhte Zufuhr von Nährstoffen zu achten.

In diesem Zusammenhang ist der Granatapfel besonders erwähnenswert, da er mit seinem hohen Gehalt an sekundären Pflanzenstoffen bereits ein breites Spektrum an Vitalstoffen abdeckt und damit einen wertvollen Beitrag für die Gesunderhaltung des gesamten Organismus leistet.

Empfehlung: Ein frischer Granatapfel versorgt den Körper mit Vitalstoffen und sekundären Pflanzenstoffen.

Polyphenole

Polyphenole sind eine große Gruppe der sekundären Pflanzenstoffe im Granatapfel und seine größte Stärke. Polyphenole zählen zu den „Vitaminen des 21. Jahrhunderts". Obwohl sie nicht zu den klassischen Vitaminen gehören, sagt man ihnen doch einen vitaminähnlichen Charakter nach. Sie gehören zu den wissenschaftlich interessantesten Pflanzeninhaltsstoffen und es konnte ihnen bis jetzt eine große Fülle an gesundheitsfördernden Wirkungen nachgewiesen werden. Sie sind noch nicht zur Gänze erforscht, jedoch nehmen sie ernährungstechnisch einen immer höheren Stellenwert ein. Polyphenole sind chemische Verbindungen, die sich in der Pflanze als Farb-, Gerb- oder Geschmacksstoff befinden, je nach Aufgabe. Sie haben im Organismus nichts mit dem primären Stoffwechsel, wie Energiegewinnung oder dem Aufbau und Abbau von Zellen und Gewebe zu tun, sondern erfüllen als sekundäre Pflanzenstoffe wichtige Schutzfunktionen.

In der Pflanze dienen diese chemischen Stoffe als eine Art Schutzschild und bewahren sie vor Umweltgiften, Pilzerkrankungen, Schädlingen, usw. Je mehr Belastungen die Pflanze ausgesetzt ist, desto mehr dieser wichtigen Schutzstoffe werden hergestellt. Besonders in den Schalen von Früchten, so auch in der Schale des Granatapfels, wird eine hohe Konzentration an Polyphenolen nachgewiesen.

Auf den menschlichen Organismus übertragen handelt es sich um Vorgänge rund um das Immunsystem zum Schutz vor Krebsrisiko (antikanzerogen), Viren (antiviral), Bakterien (antibakteriell) und vor allem zum Schutz vor freien Radikalen (antioxidativ).

Die Wirkungsweise ist ganz unterschiedlich. Manche Stoffe sind förderlich für die Verdauung und die Aufnahme von Nahrung. Andere wiederum unterstützen die Organe und den Entgiftungsprozess, hemmen Entzündungen, bremsen Krebszellen, halten das Blut flüssig, blockieren Viren und Bakterien, wirken günstig auf Blutdruck oder Cholesterin, stärken das Immunsystem und beeinflussen den Blutzucker positiv, wiederum andere Stoffe wirken günstig auf den Fett- bzw. den Zuckerstoffwechsel. Und der Granatapfel birgt eine wahre Fülle an diesen Stoffen.

Schätzungen zufolge zählen über 100.000 Pflanzenstoffe zu den sekundären Pflanzenstoffen, die meisten sind noch weitgehend unbekannt.

Grundsätzlich lassen sich die Polyphenole nach dem heutigen Stand der Wissenschaft in zwei große Gruppen gliedern: Phenolsäuren und Flavonoide.

Phenolsäuren

Phenolsäuren, die in hoher Konzentration im Granatapfel vorkommen, sind unter anderem Ellagitannine und haben eine ähnliche Wirkung wie Flavonoide. Die Fruchtschalen enthalten circa 25 % bis 28 % Ellagitanin, mit einer hohen antioxidativen und antikanzerogenen Wirkung. Nachgewiesen sind auch Gallussäure und Ellagsäure, die in der Schale und auch in der Blüte zu finden sind.

Ellagsäure ist die am meisten untersuchte und wohl die wichtigste Gruppe. Sie kommt nicht nur in hoher Dosis im Granatapfel vor, sie hat neben den üblichen Eigenschaften auch eine hohe Entgiftungswirkung. Sie bindet giftige Substanzen, macht sie unschädlich

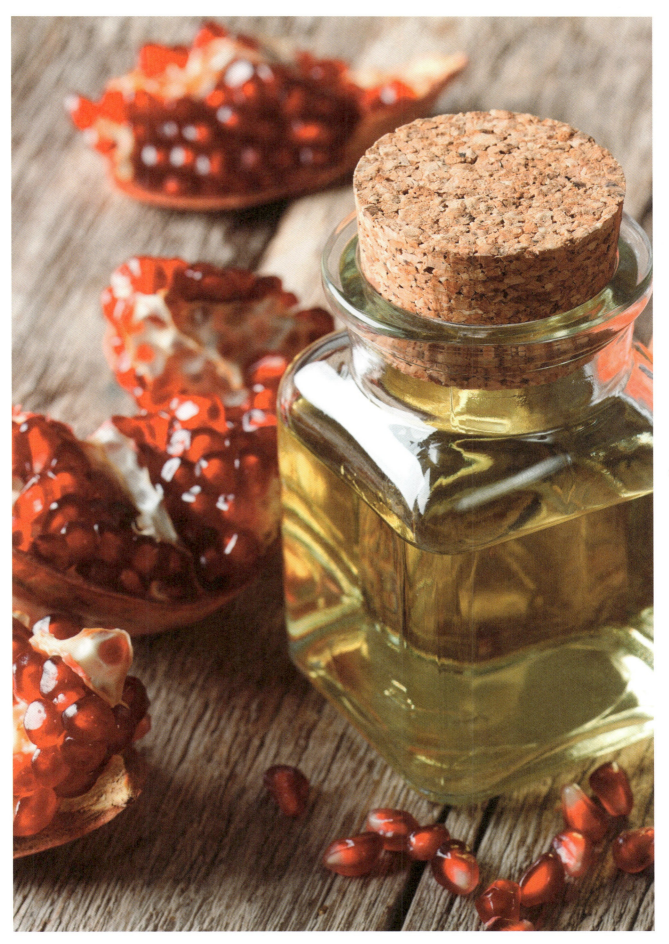

und bremst gezielt krankes Zellwachstum. Es konnte nachgewiesen werden, dass Ellagsäure Chemotherapie mildern und oxidativen Stress in der Bauchspeicheldrüse bremsen kann.

Viele Studien weisen immer wieder darauf hin, dass Phenolsäure im Granatapfel eine besonders hohe antioxidative Fähigkeit aufweist und damit wiederum einen ausgezeichneten Radikalenfänger abgibt. Versuche haben gezeigt, dass Chlorogensäure neben den antioxidativen Eigenschaften auch eine ausgezeichnete antibakterielle, antivirale und entzündungshemmende Funktion bietet und auch gut gegen Schmerzen und Fieber wirkt. Diese Phenolsäure ist ebenfalls für Allergiker interessant, da sie nicht nur die Entgiftungsorgane Leber und Niere unterstützt, sondern auch die Symptome bei Histaminfreisetzung bremst. Mehrere Studien haben ergeben, dass durch den Stoff die Zuckeraufnahme reduziert wird und der Fettstoffwechsel sich verändert, was sich bei Übergewichtigen sehr positiv auswirkt. Cumarsäure, die im Vergleich weniger antioxidativ und entzündungshemmend wirkt, beeinflusst die Zellkultur und den Zuckerstoffwechsel.

Auch die Gallussäure wirkt antioxidativ und entzündungshemmend, beeinflusst positiv die Blutfette und – sehr wichtig im Rahmen des körpereigenen Entgiftungsprozesses – erhöht den Glutathionspiegel. Im Labor konnte beobachtet werden, dass Gallussäure die Insulinfreisetzung und die Zuckeraufnahme positiv beeinflusst, was auch für Diabetiker sehr interessant ist. Da Gallussäure in Laborversuchen die allergischen Symptome bei Histamin-Freisetzung blockiert, macht das diesen Stoff auch für Allergiker interessant.

Bei jeder einzelnen Phenolsäure wurden positive Effekte für die Gesundheit beobachtet. Dass alles in einer Frucht vorhanden ist, macht den Granatapfel so besonders.

Phenolsäuren

antioxidativ, antibakteriell, antiviral, entzündungshemmend, antikanzerogen; binden giftige Substanzen und machen sie unschädlich; bremsen gezielt krankes Zellwachstum; wirken gegen Schmerzen und Fieber; unterstützen die Entgiftungsorgane; beeinflussen die Zellkultur und den Zuckerstoffwechsel; beeinflussen die Blutfette positiv; blockieren Symptome bei Histamin-Freisetzung

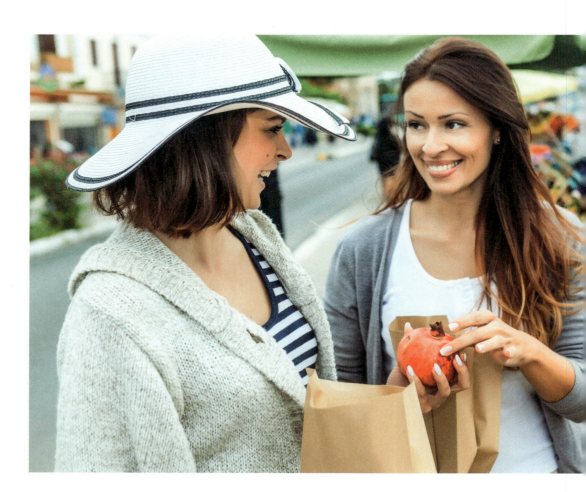

Flavonoide

Kommen wir zu den Flavonoiden. Von den Farbstoffen, die Blüten und Früchte färben, wissen wir schon eine ganze Menge. So auch von den Carotinoiden, die für die orangegelbe Färbung zuständig sind und von den Anthocyanen. Diese sind für den rotblauen Farbstoff zuständig und gehören zu der Gruppe der Flavonoiden. Diese Stoffgruppe bestimmt die wunderschöne rote Farbe der Granatapfelschale.

Alle diese Stoffe wirken antioxidativ, zum Schutz gegen freie Radikale. Besonders tun sich da Quercentin und Rutin hervor. Quercentin ist der gelbe Farbstoff aus dieser Gruppe, der nicht nur antioxidativ und krebshemmend wirkt, sondern auch die Bildung von Arteriosklerose erschwert. Interessant an Quercentin ist, dass es eine ähnliche, wenn auch leicht abgemilderte Wirkung wie Koffein hat. Rutin ist ein ähnlich wirkendes Antioxidans, es wurden sehr gute Effekte bei der Behandlung von Diabetes und Darmerkrankungen nachgewiesen. Anthocyane wirken beim Menschen in erster Linie im Darm.

Empfehlung: Der Granatapfel ist reich an Polyphenolen. Etwa zwanzig verschiedene Polyphenole konnten bereits nachgewiesen werden. Eine echte Powerfrucht, mit einer Vielzahl an gesundheitsfördernden Inhaltsstoffen.

Flavonoide
antioxidativ, krebshemmend, antiarteriosklerotisch; gute Effekte bei Diabetes und Darmerkrankungen

Phytoöstrogene

Die dritte, hochinteressante Gruppe der Inhaltsstoffe sind die Phytoöstrogene. Phytoöstrogene ähneln dem menschlichen Hormon Östrogen, sind aber in ihrer Wirkung schwächer. Phytoöstrogene finden wir vor allem im ölreichen Samen des Granatapfels. Es kommt im kaltgepressten Granatapfelsamenkernöl in einer Konzentration von bis zu 17mg/kg Trockengewicht vor. Derzeit ist keine andere Pflanze bekannt, die eine vergleichbare Menge dieses hormonähnlichen Stoffs enthält. Auch das macht den Granatapfel einzigartig in seinen Inhaltsstoffen, besonders in seiner Wirkung in den Wechseljahren, in denen die Östrogen-Produktion abnimmt, was sich mit vielerlei unspezifischen Symptomen und Unpässlichkeiten auswirkt. Hier kann das hochwertige Samenöl Abhilfe schaffen.

Phytoöstrogene ähneln dem menschlichen Hormon Östrogen, hilfreich in den Wechseljahren

Gamma-Linolen-Säure + Punicinsäure

Fette sind ein ganz eigenes Thema. Noch vor Jahren negativ behaftet, zeigen letzte wissenschaftliche Erkenntnisse, dass der Organismus Fette dringend benötigt. Fett ist wichtig für ein reibungsloses Funktionieren des Stoffwechsels und erfüllt eine ganze Menge Funktionen im Organismus. Wesentliche Aufgaben sind der Transport der fettlöslichen Vitamine A, D, E und K und der Schutz der Organe. Fette dienen als Energielieferanten und sind ein Hauptbestandteil der Zellwände. Fett als Geschmacksverstärker für die fettlöslichen Aromastoffe ist ein Aspekt, der auch für die Anwendung in der Küche interessant ist.

Wissenschaftlich gesehen wird in gesättigte und ungesättigte Fette unterschieden. Dies hat mit dem Aufbau

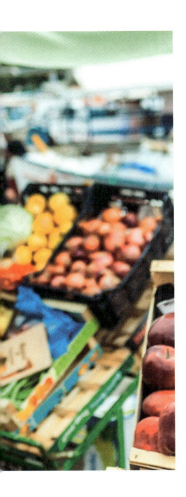

der molekularen Struktur zu tun. Treten Doppelbindungen in der Kohlenstoffatom-Kette auf und es fehlt genau dort ein Wasserstoffatom, dann sprechen wir von ungesättigten Fettsäuren. Gesättigte Fette sind vor allem in tierischen Produkten zu finden, Pflanzen sind reich an ungesättigten Fettsäuren. Manche der ungesättigten Fettsäuren sind essenziell und können vom Körper nicht selbst hergestellt werden.

Eine weitere Einzigartigkeit des Granatapfels ist sein ungewöhnlich hoher Anteil an Punicinsäure. Diese Fettsäure wurde erstmals im Jahr 1935 aus dem Granatapfelsamenkernöl isoliert, sie gehört zu den (mehrfach ungesättigten) Omega-5-Fettsäuren und besitzt ebenso eine hohe antioxidative Wirkung. Die Wirkungsweise ist vielfältig. Die Fettsäuren lindern Muskelschmerzen, reduzieren Schwellungen im Körper und sind ein absoluter Favorit in der natürlichen Haarbehandlung, indem sie das Haar beleben und stärken, glänzend und gesund machen. Punicinsäure hilft auch im Anti-Aging-Bereich. Es unterstützt die Produktion von Kollagenfasern und reduziert den Abbau derselben und hat somit einen positiven Einfluss gegen das Altern der Haut.

Gamma-Linolen-Säure + Punicinsäure
gehören zur Familie der mehrfach ungesättigten Fettsäuren; antioxidativ, unterstützen die Nervenreizleitung; senken den Blutdruck; lindern Muskelschmerzen; reduzieren Schwellungen im Körper; stärken und beleben das Haar und machen es glänzend und gesund; unterstützen die Produktion von Kollagenfasern

Vitamine

Aus der Gruppe der Vitamine ist das Vitamin C zur Unterstützung des Immunsystems weitläufig bereits bekannt. Aber Vitamin C kann um vieles mehr. Der Körper benötigt Vitamin C zur Aufnahme von Eisen ins Blut und es ist unentbehrlich für die Sauerstoffversorgung des gesamten Körpers und der Zellen. Eine der wichtigsten Funktionen ist jedoch, dass Vitamin C eine hohe antioxidative Wirkung hat und somit ein Wirkstoff mehr gegen freie Radikale in unserem Körper ist. Ein Granatapfel mit durchschnittlich 300 Gramm deckt bereits ein Fünftel des Tagesbedarfes an Vitamin C.

Vitamin E (oder Tocopherol) ist ein Antioxidans der Spitzenklasse und ein fettlösliches Vitamin im Gegensatz zu Vitamin C, welches sich um den wässrigen Bereich des Körpers kümmert. Da die Zellen mit einer doppellagigen Fettschicht umgeben sind, ist Vitamin E ein ausgezeichneter Schutz für die Zellgesundheit und demzufolge von großer Bedeutung für das Blut, die Blutgefäße und das Herz sowie für die Haut und das Nervensystem, da der Körper besonders auf eine intakte Zellmembran angewiesen ist.

Ein weiteres, fettlösliches Vitamin ist das Vitamin K. Es wird vom Körper nur in sehr geringen Mengen benötigt, Mangelerscheinungen sind daher eher selten, dennoch ist Vitamin K lebensnotwendig. Es ist für die Blutgerinnung zuständig und wird für die Bildung einer stabilen Knochensubstanz benötigt. Wenn man bedenkt, dass wiederum ein durchschnittlicher Granatapfel von 300 Gramm circa 0,03 mg Vitamin K beherbergt und der durchschnittliche Tagesbedarf bei 0,07 mg liegt, deckt ein Granatapfel bereits mehr als ein Drittel des Tagesbedarfes an Vitamin K.

Schlussendlich ist noch die wertvolle Gruppe der B-Vitamine essenziell wichtig für das Wohlbefinden und die Gesundheit. Die Aufgaben sind dabei vielfältig. Jede einzelne Zelle benötigt B-Vitamine, sie werden in allen Phasen der Energieproduktion und des Fettstoffwechsels eingesetzt. Die unterschiedlichen Wirkungen dieser Vitamin-Gruppe überschneiden und ergänzen sich teilweise und kümmern sich vor allem um Muskeln, Haut, Haare und die Augen und unterstützen die Leber bei ihren Entgiftungsaufgaben. Am meisten jedoch wird diese komplexe Vitamin-Gruppe von den Nerven benötigt. Ein Mangel macht sich relativ schnell bemerkbar und äußert sich in geringerer körperlicher und geistiger Leistungsfähigkeit, Müdigkeit, Erschöpfung, einem schwachen Nervenkostüm und einer erhöhten Infektanfälligkeit. Häufig bleibt dieser Mangel über einen längeren Zeitraum unentdeckt, die Symptome werden nicht auf einen Vitaminmangel zurückgeführt, sondern auf zu viel Stress oder andere Belastungen. Auch hier ist der Granatapfel eine wahre Superfrucht, denn er enthält beinahe alle B-Vitamine.

Empfehlung: Ein Granatapfel mit durchschnittlich 300 Gramm deckt bereits ein Fünftel des Tagesbedarfes an Vitamin C, mehr als ein Drittel des

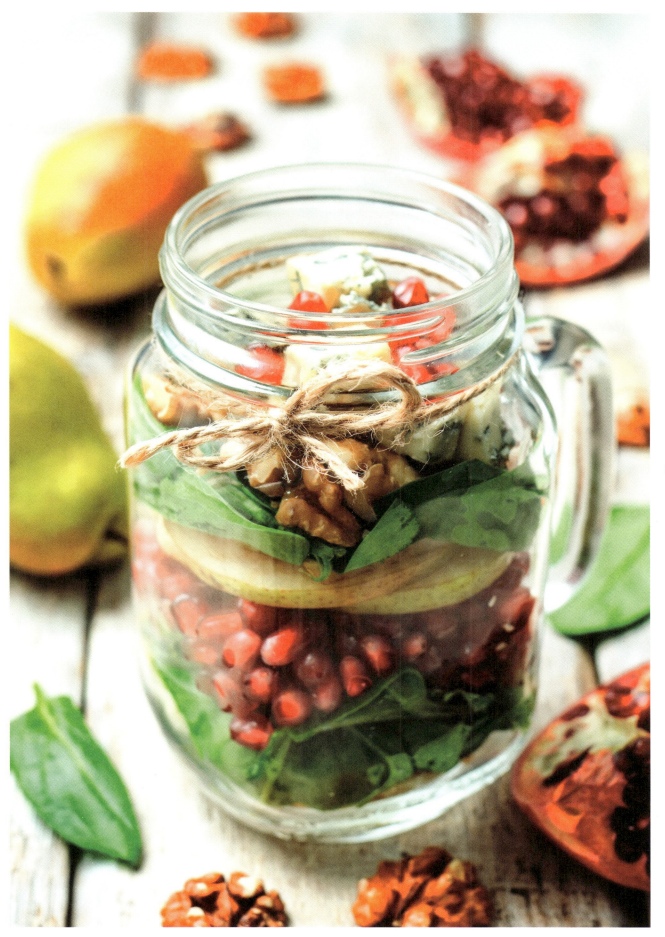

Tagesbedarfes an Vitamin K, und er enthält beinahe alle B-Vitamine.

Vitamin C: wasserlöslich, Unterstützung des Immunsystems, wichtig für die Sauerstoffversorgung des gesamten Körpers und der Zellen, antioxidativ
Vitamin E: fettlöslich, antioxidativ, Zellschützend; von wichtiger Bedeutung für Blut, die Blutgefäße und das Herz sowie die Haut und das Nervensystem
Vitamin K: fettlöslich, zuständig für die Blutgerinnung und die Bildung einer stabilen Knochensubstanz
Vitamine der B-Gruppe: wasserlöslich, wichtig für Muskeln, Haut und Haare, die Augen, den Mund, die Nerven, unterstützen die Leber bei ihrer Entgiftungsaufgabe, für körperliche und geistige Leistungsfähigkeit, bei Müdigkeit, Erschöpfung, einem schwachen Nervenkostüm und erhöhter Infektanfälligkeit

Mineralstoffe

Mineralstoffe sind lebensnotwendige Nährstoffe, die mit der Nahrung aufgenommen werden müssen, weil sie der Körper nicht selbst bilden kann. An oberster Stelle steht Kalium, das sich im Körper um die Regulation des Flüssigkeitshaushaltes kümmert, als Gegenspieler zum Natrium. Kalium ist wesentlich für das Nervensystem und das Herz, um nur einige Aufgaben zu nennen. Schon ein einziger Granatapfel enthält eine bedeutsame Menge an Kalium und deckt fünfzehn Prozent der täglich benötigten Menge.

Weitere Mineralstoffe sind Calcium, welches für Knochen und Zahngesundheit von Bedeutung ist, und Magnesium für die Energieproduktion, das Herz sowie die Leber und das Immun- und Nervensystem.

Auch Phosphor und Schwefel sind im Granatapfel vorhanden, wenn auch nur in einer kleinen Menge.

Kalium: für das Nervensystem und Herz; Calcium: für Knochen und Zähne; Magnesium: für Herz, Leber, Immun- und Nervensystem

Spurenelemente

Spurenelemente haben ihren Namen davon, dass sie nur in „Spuren", also in geringen Mengen vom Menschen benötigt werden, was jedoch nicht bedeutet, dass sie unwichtig sind, ganz im Gegenteil.

Zink ist ein gutes Beispiel. Der Tagesbedarf an Zink liegt zwischen 7 bis 10 mg, das sind umgerechnet 0,007 Gramm. Eine Menge, die auf der Waage kaum vorstellbar ist, und doch ist Zink wichtig für das Immunsystem und die Wundheilung, die Arbeit in der Zelle, das Wachstum und vieles mehr. Ein Mangel an Zink wirkt sich auf den Stoffwechsel aus. Der Granatapfel enthält zwar nur eine kleine Menge an Zink, doch bedeutsam macht ihn, dass er gleichzeitig viele Säuren enthält, welche wiederum die Aufnahme von Zink bedeutend verbessern.

Weitere Spurenelemente sind Eisen und Mangan, sowie Fluor und Jod. Speziell Mangan hat, ähnlich wie Zink, eine besondere Aufgabe für den Stoffwechsel, es ist für die Funktion von zahlreichen Enzymen unerlässlich und ein wesentlicher Teil des antioxidativen Schutzsystems.

Spurenelemente
Zink, Eisen, Mangan, Fluor, Jod; Zink: für das Immunsystem und die Wundheilung, den Stoffwechsel; Mangan: unterstützt den Stoffwechsel, antioxidativ

Der Körper kann allerdings mit isolierten Stoffen wenig anfangen. Nur das natürliche Zusammenspiel in einer Pflanze oder einer Frucht sorgt für all diese positiven Effekte für den menschlichen Organismus.

GESUNDHEIT

Frauengesundheit

Der Granatapfel erinnert schon beim Öffnen an die Eierstöcke und die Keimdrüsen der Frau. Mit seinen Inhaltsstoffen ist er wie geschaffen für die gesundheitlichen Themen der Frau. Sei es bei Problemen mit prämenstruellen Symptomen, von denen ungefähr ein Drittel aller gebärfähigen Frauen betroffen ist, oder bei Begleiterscheinungen in den Wechseljahren. Was den Granatapfel in den Wechseljahren so beliebt macht, ist die hohe Anzahl der Phytoöstrogene in seinen Samenkernen. Phytoöstrogene sind pflanzliche Pseudohormone und eine Alternative zur mittlerweile umstrittenen Hormonersatztherapie. Die Wirkungsweise der hormonähnlichen Wirkstoffe pflanzlicher Herkunft ist dem menschlichen Östrogen sehr ähnlich und garantiert daher eine hohe Bioverfügbarkeit. Fehlt es an körpereigenem Östrogen, wie zu Beginn der Wechseljahre oder auch bei einer Fehlfunktion der Eierstöcke (was sich bei jüngeren Frauen durch Zwischenblutungen oder sogar durch das Ausbleiben der Monatsblutung zeigt), sind Phytoöstrogene sehr hilfreich.

Der Granatapfel ist nicht nur für den Körper gesund, er macht auch Lust auf die Liebe. Da er in gewisser Weise das Ansteigen des Östrogenspiegels hemmt, puscht er indirekt den Testosteronspiegel, was zu mehr Lust führt und stimulierend auf die Libido wirken kann.

Die in der Frucht enthaltenen Polyphenole haben bei bestimmten Krebsarten eine tumorhemmende Wirkung gezeigt. Bei fermentierten Granatapfelsäften ist diese positive Wirkung offenbar doppelt so stark ausgeprägt. Dieser Saft weist eine ähnliche Wirkung auf wie Hormonblocker, die bei der Nachbehandlung von Brustkrebs erfolgreich

eingesetzt werden. Versuche zeigten, dass diese fermentierten Polyphenole das Krebswachstum um 80 % hemmen, ohne jedoch das Wachstum gesunder Zellen zu stören. Irmela Erckenbrecht, Ernährungsexpertin und Autorin des „Wechseljahre-Kochbuchs", meint zu diesem Thema: „Phytohormone können die typischen Hormonschwankungen in den Wechseljahren auffangen. Werden sie im Rahmen einer ausgewogenen Ernährung regelmäßig gegessen, können sie die hormonelle Situation im Organismus positiv beeinflussen."

Empfehlung: Zur Unterstützung bei Wechselbeschwerden: Fünf bis sieben Granatäpfel entkernen, zerkleinern und vier Wochen in 60-prozentigem Alkohol ziehen lassen, den Sud abseihen und ein- bis zweimal täglich 20 Tropfen nehmen. (Quelle: Irmela Erckenbrecht)

Männergesundheit

Im Rahmen der Männergesundheit gibt es zwei wesentliche Themen: die Potenz und die Prostata-Gesundheit. Der Granatapfel kann als natürliches Potenzmittel betrachtet werden, und das ohne unangenehme Nebenwirkungen, was dem hohen

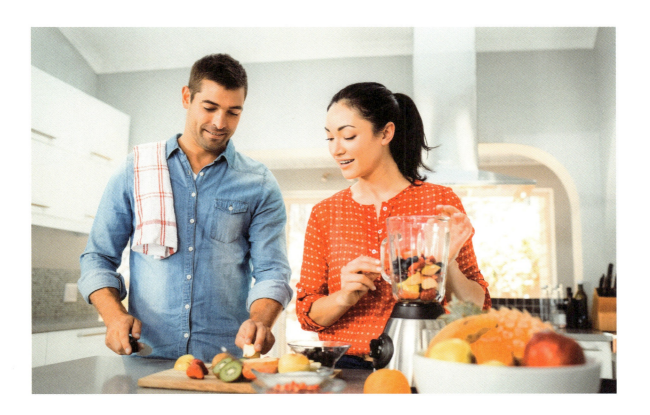

Anteil an Flavonoiden und Anthocyanen zu verdanken ist. Laut britischen Studien kann bereits ein Glas Granatapfelsaft den Testosteronspiegel um bis zu 30 % erhöhen. Diese sekundären Pflanzenstoffe puschen nicht nur die Vitalität und Gesundheit, sondern auch das Lustempfinden. Die ersten, die dieses Potenzial für ihr Liebesleben entdeckten, waren asiatische, südländische und osteuropäische Menschen. Erst später gelangte diese Information über die anregende Wirkung nach Mittel- und Nordeuropa, wobei man heute schon einiges mehr über dieses Aphrodisiakum, das sich in den Samenkernen findet, weiß. Es wirkt auf Männer und Frauen gleichermaßen und nicht ausschließlich auf das Liebesleben, sondern ist auch im Alltag durch erhöhten Elan und mehr Vitalität spürbar.

Als weiteres wichtiges Gesundheitsthema für Männer gilt die Prostata. Prostatakrebs zählt mittlerweile zu der häufigsten Krebsart bei Männern, mit zunehmendem Alter steigt auch das Risiko. Wie bereits im Kapitel Frauengesundheit erwähnt, haben die Polyphenole des Granatapfels bei bestimmten Krebsarten eine tumorhemmende Wirkung. In der Früherkennung wird vorerst der so genannte PSA-Wert im Blut untersucht. Der PSA-Wert ist das Prostata-spezifische Antigen, ein Eiweiß, welches ausschließlich von Prostatazellen gebildet wird. Je langsamer dieser Wert im Blut nach einer Therapie ansteigt, desto länger ist üblicherweise die Lebenserwartung. In klinischen Versuchen wurden erkrankte Personen zunächst, wie üblich, mittels Operation und Bestrahlung behandelt. Zusätzlich erhielten diese strahlentherapierten Männer täglich ein Glas Granatapfelsaft, dies entspricht etwa 570 mg an Polyphenolen. Die Ergebnisse zeigten, dass der PSA-Wert wesentlich länger konstant gehalten werden konnte, was einer Erhöhung der Lebenserwartung entspricht.

Empfehlung: Ein Glas Granatapfelsaft erhöht den Testosteronspiegel um bis zu 30 %, wirkt als natürliches Aphrodisiakum, steigert die Potenz und stärkt die Prostata.

Stress

Schneller, weiter, höher, besser und immer mehr. Leistungsdruck im Beruf, aber auch im Privatleben ist zum Normalzustand geworden. Der negative

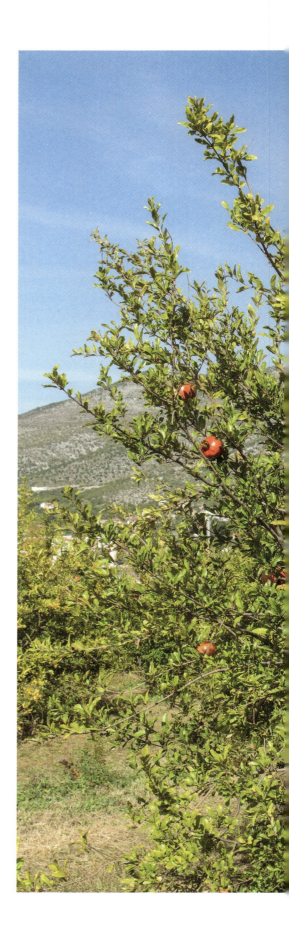

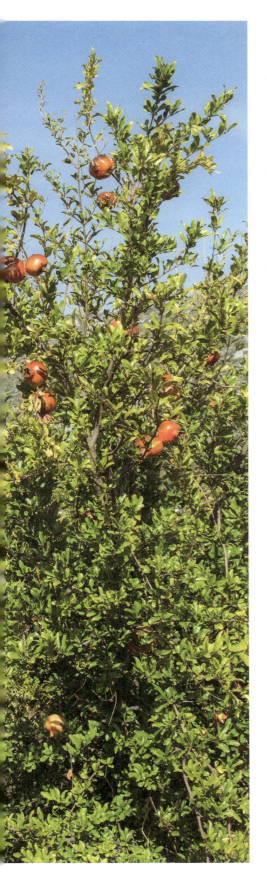

Willst Du mit einem Baum vertraut werden,
dann schau gut hin, was er dir zeigt.
Du wirst seinen Reichtum
und seine Armut sehen:
sein Erwachen und Blühen im Frühling,
seine Früchte im Sommer,
sein Sterben im Herbst
und sein Tot sein im Winter.
Willst du mit einem Baum vertraut werden,
dann vergreife dich nie an seinen Wurzeln,
sonst stirbt er für alle Zeiten.
So ist es auch mit einem Menschen.

Phil Bosmans (1922–2012)

Stress im Alltag scheint die größte Geißel unserer Zeit zu sein. Dauerstress bedeutet jedoch eine extreme Beanspruchung des gesamten Körpers und Nervensystems. Auf chronische Belastung reagiert der Körper mit allerlei Symptomen: psychisch und mental mit Ungeduld, Reizbarkeit und Konzentrationsschwierigkeiten, physisch mit Verdauungsstörungen, Herzklopfen, Verspannungen, Rückenschmerzen, Kopfschmerzen oder Migräne, um nur einige zu nennen. Zusätzlich übersäuert Stress permanent den Körper, es werden vermehrt freie Radikale gebildet.

Der Granatapfel hat auch hierfür eine Lösung. Einerseits wirken die in der Frucht vorkommenden Polyphenole als hoch effiziente Antioxidantien, andererseits können die wertvollen Pflanzenextrakte durchaus auch über die Haut während einer wohltuenden Massage mit einem hochwertigen Öl aufgenommen werden.

Gehirn und Nerven

Gehirn und Nerven sind die hochsensible Steuerungszentrale des Körpers. Solange diese Steuerungszentrale gut funktioniert, macht sich kaum jemand darüber Gedanken. Doch wenn sich Vergesslichkeit,

Verlust des Orientierungssinns, eingeschränktes Denkvermögen oder gestörte Konzentrationsfähigkeit breitmachen, zeigt sich, welche enorme Bedeutung die Hirn- und Nervenfunktionen für den gesamten Organismus haben. Als Folgeerscheinungen zeigen sich Hirnleistungsstörungen und Demenzen, wie Alzheimer oder Morbus Parkinson. Natürlich sind immer mehrere Einflüsse für eine Erkrankung verantwortlich, doch ein wesentlicher Faktor ist immer der Angriff der freien Radikale auf den Organismus. Freie Radikale schädigen die Nervenzellen und sind für das Absterben derselben verantwortlich. Inzwischen ist bekannt, dass die Angriffe der freien Radikale auf das Gehirn die Entstehung von Alzheimer oder Demenz fördern.

Auch hier kommt der Granatapfel mit seinen antientzündlichen und antioxidativen Effekten der Polyphenole zum Einsatz, die sich insgesamt extrem günstig auf neurogenerative Prozesse im Gehirn auswirken, zum Beispiel bei Multipler Sklerose, Parkinson und Alzheimer. Bei Versuchen konnte festgestellt werden, dass sich bei Zugabe von Granatapfel-Polyphenolen Plaque im Gehirn um 50 % reduziert, was sich äußerst positiv auf die kognitiven und motorischen Funktionen auswirkt. Weiters hat sich gezeigt, dass die Extrakte des Granatapfels angstlösend und antidepressiv wirken. Sogar auf den Schlaf und auf das Schmerzempfinden konnte eine positive Wirkung festgestellt werden.

Empfehlung: Als Durstlöscher und Energy-Drink mischen Sie ein Glas Granatapfelsaft mit Wasser und Zitronensaft - ergibt ein erfrischendes „Gute-Laune-Getränk".

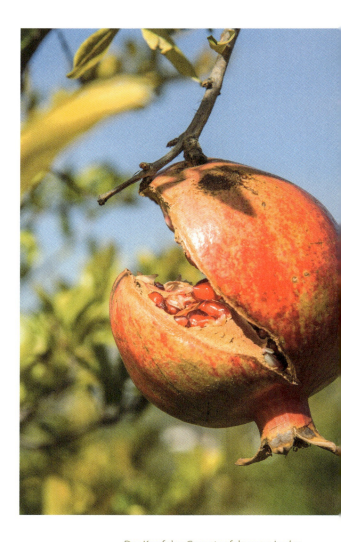

Der Kopf des Granatapfels muss in der Sonne sein und seine Beine im Wasser. (Sprichwort aus der Antike)

Herz und die Gefäße

Herz und Gefäße sind besonders schützenswert. Ist das Herz einmal angeschlagen oder sind die Gefäße verengt, ist Gefahr im Verzug. Herz-Kreislauferkrankungen zählen mittlerweile zu den häufigsten Todesursachen. Gibt es bereits Erkrankungen in dem Bereich, kann das die Lebensqualität deutlich einschränken. Das Herz bringt in jedem Moment eine enorme Leistung, es hält eine kilometerlange Leitung beständig unter Druck, um Sauerstoff und Nährstoffe zu den einzelnen Organen zu transportieren. Circa 7000 Liter Blut werden täglich durch den Körper bewegt, das ist eine beträchtliche Aufgabe. Durch falsche Ernährung und wiederum freie Radikale, die entzündliche Prozesse im Körper begünstigen oder die Blutfette oxidieren lassen, werden die Gefäße laufend geschädigt. Unter anderem entsteht die gefürchtete Arteriosklerose, die letztendlich zum Schlaganfall oder Herzinfarkt führen kann.

Wie kann das Herz bei seiner hoch komplexen Aufgabe unterstützt werden? Eine Ernährung, die eine Fülle an Flavonoiden und Phenolsäuren mit sich bringt, schützt und unterstützt das Herz, das Blut und die Gefäße. In Untersuchungen mit Tieren, die mit Granatäpfeln gefüttert wurden, konnte festgestellt werden, dass bei einer Einnahme von Polyphenolen der Cholesterinwert im Blut zurückging. Untersuchungen bei Menschen zeigten ein noch deutlicheres Ergebnis. Es wurde eine Cholesterin senkende Wirkung bestätigt, wobei besonders der Wert von LDL-Cholesterin sank. Denn genau dieses LDL-Cholesterin ist es, in einem bestimmten oxidierten Zustand, das für die Verengung bzw. Verkalkung der Gefäßwände verantwortlich gemacht wird.

Ebenso sind blutdrucksenkende und entzündungshemmende Wirkungen in Versuchen beobachtet worden, was wesentlich ist, denn ein zu hoher Blutdruck greift die Gefäßwände an und erzeugt ganz feine Verletzungen an der Innenwand, welche dann wieder repariert werden müssen, mit dem schädlichen, oxidierten LDL-Cholesterin. Dies kann dann die Ursache für Arteriosklerose (Gefäßverkalkung) sein, die letztendlich den totalen Gefäßverschluss mit Herzinfarkt oder Hirnschlag auslösen kann.

Großangelegte Studien in den USA haben gezeigt, dass über 80 % der Herzinfarkte durch eine gesündere Lebensführung und eine obst- und gemüsereichere Kost vermieden werden könnten. Eine gesündere Kost ist eine Ernährung, die viele Flavonoide und Phenolsäuren enthält, welche eben besonders das Herz und die Gefäße schützen. Bei einer anderen Studie wurden Patienten mit verengter Halsschlagader untersucht. In einem Zeitraum von einem Jahr sollten die Probanden regelmäßig Granatäpfel oder Granatapfelsaft zu sich zu nehmen. Nach einem Jahr konnte festgestellt werden, dass sich die Ablagerungen um 35 % verringert hatten. Bei der Kontrollgruppe, die keine Granatapfelprodukte erhielt, hatten diese Werte deutlich zugenommen. Der Granatapfel kann daher durchaus als Rostschutz für die Gefäße bezeichnet werden.

In der Prävention und in der Ernährungstherapie für Herz-Kreislauf-Erkrankungen kann somit der Granatapfel mit seiner Vielzahl an wertvollen Radikalenfängern einen wesentlichen Beitrag leisten. Diese Radikalfänger vernichten die freien Radikale und schützen die Zellen und das Gewebe vor Folgeschäden. Der Granatapfel unterstützt die Zellerneuerung und ist daher eine Anti-Aging-Kur für die

Zelle, das wirkt sich positiv auf den Zellstoffwechsel aus. Letztendlich sorgen die wertvollen Fettsäuren in den Samenkernen für Feuchtigkeit, Elastizität und Spannkraft der Zellwände und der Haut.

Empfehlung: Achten Sie auf eine gesunde Lebensführung und eine obst- und gemüsereiche Ernährung sowie viel Bewegung an der frischen Luft.

Übergewicht

Die Zahl der Übergewichtigen hat in den letzten Jahrzehnten massiv zugenommen. Es gibt mehr übergewichtige als untergewichtige Menschen in unseren Breitengraden. In Mitteleuropa ist jeder Vierte übergewichtig und jeder Fünfte sogar adipös (fettleibig). Allerdings gibt es Unterschiede in der Fettverteilung, das innere Bauchfett birgt hier das größte Krankheitsrisiko. Als Risikofaktor für Erkrankungen darf Übergewicht nicht unterschätzt werden. Zu den häufigsten Folgeerkrankungen von Übergewicht gehören die ganze Palette der Herz-Kreislauf-Erkrankungen, Diabetes, Erkrankungen der Gelenke und Krebs, um nur einige zu nennen.

Doch auch hier kann der Granatapfel vielfältig unterstützen und sogar Kilos verschwinden lassen, denn die viel gepriesenen Polyphenole haben nicht unerheblichen Einfluss auf die Zuckeraufnahme bzw. den Fettstoffwechsel, was sich wiederum auf das Körpergewicht auswirkt. Wie in Studien mit übergewichtigen Menschen bestätigt werden konnte, helfen einzelne Phenolsäuren, überschüssige Kilos zu verlieren. Weitere interessante Untersuchungen zeigen, dass der Extrakt des Granatapfelblattes nicht nur einen gewichtsregulierenden Effekt besitzt, er soll auch den Appetit drosseln.

Übliche Diäten bringen letztendlich nicht den gewünschten Erfolg und können sogar gesundheitsschädigend sein. Helfen können nur Bewegung und eine dauerhafte Ernährungsumstellung.

Empfehlung: Täglich Gemüse und Obst, Ballaststoffe und eiweißhaltige Lebensmittel sowie zwei Liter Wasser. Da der Granatapfel einen gewichtsregulierenden Effekt besitzt und den Appetit drosselt, starten Sie am besten mit einem Glas Granatapfelsaft in den Tag.

Krebsprävention

Krebs ist eine vielschichtige Krankheit. Er kann alle Organe befallen und es gibt von ein und demselben Organ unterschiedliche Krankheitsbilder. Sicher ist eine Krebserkrankung das Ergebnis eines Zusammenspiels von Lebensstil, Erbfaktoren und Umwelteinflüssen, aber auch von schlechter bzw. falscher Ernährung.

Doch es scheint einen gemeinsamen Nenner in der Prävention zu geben, und zwar den Stoffwechsel bei der Vernichtung von entarteten Zellen zu unterstützen. Hier leisten wieder die bioaktiven Pflanzeninhaltsstoffe des Granatapfels, speziell die Polyphenole, mit ihrer zell- und krebsschützenden Wirkung einen wichtigen Beitrag. Nicht nur das, sie hemmen auch das Tumorwachstum und die Bildung von Metastasen, fördern die Rückbildung von Tumorgewebe und unterstützen bei der Entgiftung. Etliche Studien belegen diese Wirkung. Im Labortest konnte festgestellt werden, dass fermentierter Granatapfelsaft das Wachstum von menschlichen Brustkrebszellen verlangsamt, und auch bei Granatapfelsamenkernöl konnte ein schützender Effekt nachgewiesen werden.

Inzwischen konnten positive, unterstützende Wirkungen des Granatapfels bei verschiedenen Krebsarten nachgewiesen werden, wie beispielsweise bei Erkrankungen des Darms, der Leber, der Prostata oder bei Brustkrebs. Bei Leberzelltumoren konnte durch die Einnahme von Granatapfelsaftextrakt die Tumormasse um 60 % vermindert werden, auch bei Leukämieerkrankungen konnten positive Erfolge verzeichnet werden.

Empfehlung: Ein Granatapfel alleine genügt natürlich nicht, um eine Krebserkrankung zu behandeln, doch die regelmäßige Einnahme eines Granatapfels, Granatapfelsaftes oder des wertvollen Samenkernöls kann in jedem Fall unterstützend wirken.

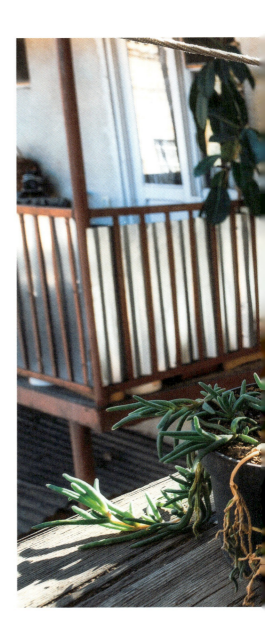

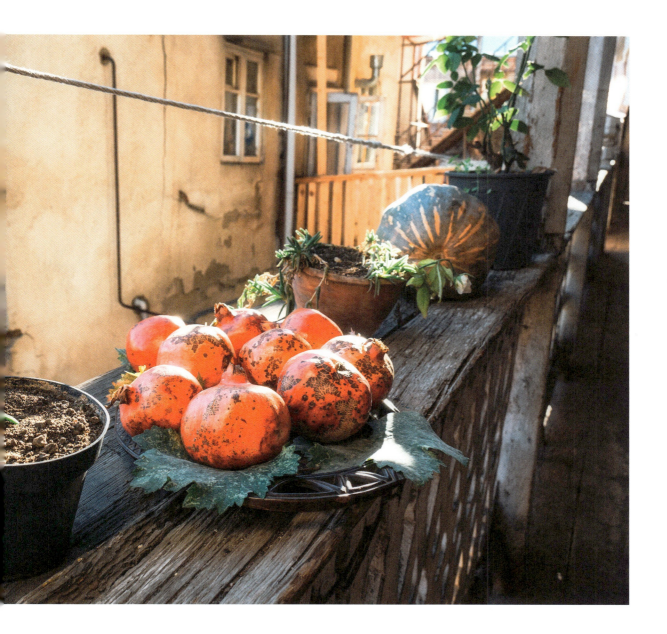

Über den zweiten, und übrigens erfolglosen,
Versuch des persischen Herrschers Xerxes
(480 v.Chr.) die griechische Zivilisation zu erobern,
schrieb der griechische Geschichtsschreiber
Herodotus:

„Auf den letzten hundert Lanzen wurden goldene
Granatäpfel auf die Stacheln angesetzt; sie haben
danach die übrigen neuntausend, deren Stacheln
silberne Granatäpfel trugen. umkreist."

SPAGYRIK

aus der Sicht des Apothekers,
von **Mag. Wendelin Rauch,** Apotheke zur Kaiserkrone

Als die allerhöchste Stufe in der Naturheilkunde ist die Spagyrik zu nennen, ein uraltes und ganzheitliches Naturheilverfahren, bei dem man sich die komplette Heilkraft der Natur zunutze macht. Seit jeher haben sich Ärzte und Heilkundige dafür interessiert, die Natur zu begreifen, deren Kräfte und Wirkungen zu verstehen und dem Menschen für seine Heilung bestmöglich zugänglich zu machen. Um die reine Essenz, die vollständige Kraft und Wirkung von Pflanzen zu erhalten, werden deren Wirkstoffe zuerst getrennt, dann bearbeitet und schließlich wieder zusammengeführt. Die so gewonnenen spagyrischen Essenzen unterstützen den Körper in seinem Selbstheilungspotential und gehören damit zu den wenigen Heilmitteln, die den körpereigenen Regenerationsprozess fördern und unterstützen.

Abgeleitet von den zwei griechischen Wörtern „spao" (ich trenne, ich löse) und „ageiro" (ich verbinde, ich vereine) ist unter Spagyrik eine ganzheitliche Behandlungsmethode zu verstehen, bei der Körper (Sal), Geist (Mercurius) und Seele (Sulfur) des Menschen als Einheit betrachtet werden. Die Spagyrik geht davon aus, dass auch in Pflanzen diese drei Prinzipien (Körper, Geist, Seele) angelegt und als Arzneikraft zu finden sind: Mineralstoffe und Spurenelemente entsprechen dem Körper (Sal-Prinzip), ätherische Öle und verwandte Substanzen der Seele (Sulfur-Prinzip) und Kohlenhydrate dem Geist (Mercurius-Prinzip). Das Merkurius-Prinzip ist als der ganze Ausdruck der

Pflanze einerseits und weiters als jene subtile Essenz zu sehen, die durch Gärung oder Putrefaktion zum Vorschein kommt.

In der spagyrischen Aufbereitung von pflanzlichen und mineralischen Substanzen (Salzen, Metallen) wird daher Wert darauf gelegt, dass diese drei Prinzipien in der fertigen Essenz in einem natürlichen ausgewogenen Verhältnis vertreten sind. Dazu ist ein aufwändiges Verfahren nötig, um nach spagyrischer Lehre das Unedle ins Edle zu verwandeln, das Grobe vom Feinen, das Heilsame vom Gift zu trennen und das Geistige vom Materiellen.

In diesem Herstellungsverfahren werden zuerst frische, biologische Heilpflanzen zerkleinert und einem Gärungsprozess unterzogen. Danach werden der Alkohol (Geist) destilliert, der Pflanzensaft (Seele) und die Bestandteile der Pflanze (Körper) getrocknet und dann verascht. Die Trennung („spao") ist dadurch erreicht. Im Anschluss wird die gereinigte Asche (das Salz) im Destillat gelöst.

Die Zusammenführung („ageiro") der Bestandteile erfolgt, indem die drei gereinigten Prinzipien zu einer Essenz, in der Fachliteratur auch oft als Tinktur oder Menstruum bezeichnet, zusammengefügt werden. Durch Zirkulation erfährt diese Essenz dann eine Transformation, ähnlich wie die Potenzierung in der Homöopathie, jedoch viel stärker. Das so gewonnene spagyrische Mittel, das Menstruum, enthält die wirkungsvollsten Substanzen in veredelter Form, ist heilkräftiger als das Ausgangsmaterial und wirkt nicht nur auf der körperlichen, sondern auch auf der geistigen und seelischen Ebene.

Wie der Herstellungsprozess von spagyrischen Essenzen ist auch der Heilungsvorgang beim Menschen zu sehen. Ein Mensch ist laut Spagyrik dann gesund, wenn die Seele als unsterblicher Anteil (Sulfur-Prinzip) in Verbindung mit den sterblichen Anteilen Sal-Prinzip (Körper) und Mercurius-Prinzip (Geist = Gemüt, Empfinden, Denken, Handeln) steht. Krank ist der Mensch dann, wenn Körper und Geist nicht mit der Seele verbunden sind.

Als bedeutendster Spagyriker gilt bis heute Paracelsus (1493-1541), der in seinen Diagnose- und Therapie-möglichkeiten die klassische Schulmedizin, aber auch die Ernährung, die Körperkonstitution und weitere Einflüsse bis hin zur Astronomie und Geistheilung berücksichtigte. Für ihn musste der Mensch in seiner Ganzheit und nicht die Krankheit allein behandelt werden.

Die Wirkung spagyrischer Pflanzenessenzen ist wissenschaftlich zwar nicht vollständig bestätigt, wird aber von Menschen als positiv auf körperlicher und geistig-seelischer Ebene empfunden, sie ist in der

Naturmedizin wesentlich hochwertiger einzustufen als die Homöopathie.

Die Vorteile von spagyrischen Mischungen sind vor allem darin zu sehen, dass sie eine sehr hohe Wirkkraft haben, sehr gut verträglich und nahezu ohne Nebenwirkungen sind. Sie können von Säuglingen, Kindern, Schwangeren, stillenden Frauen sowie Allergikern angewendet werden und sind problemlos mit anderen Medikamenten und Therapien zu kombinieren. Sie zeigen auch keine Erstverschlimmerung, wie sie beispielsweise bei der Homöopathie auftreten kann.

Nach dem ganzheitlichen Ansatz wirken spagyrische Essenzen auf Körper, Geist und Seele und können bei verschiedenen Erkrankungen des Körpers und der Psyche eingesetzt werden. Sie sind preiswert, rezeptfrei erhältlich und werden immer individuell zusammengesetzt und dosiert. Erhältlich sind spagyrische Essenzen in Apotheken und Drogerien, deren speziell ausgebildete Fachkräfte immer eine individuell auf den Menschen und dessen Bedürfnis abgestimmte Mischung herstellen.

Der Ordnung halber muss natürlich darauf hingewiesen werden, dass die Spagyrik kein Allheilmittel ist und auch keine ärztliche Diagnose oder Behandlung ersetzt. Als ergänzende Therapie wäre es allerdings wünschenswert, uns wieder mehr auf altes Heilwissen zu besinnen, das die Kräfte der Natur nützt, ganz wie Paracelsus, nach dessen Grundsatz besonders gut für den Menschen ist, was sich in seiner unmittelbaren Umgebung findet.

Die Spagyrik ist ein uraltes Naturheilverfahren, das sich die Kraft der Pflanzen für die Heilung zunutze macht. In einem aufwändigen Prozess werden die einzelnen Wirkstoffe der Pflanze herausge-arbeitet und unterstützen als so genannte spagyrische Essenzen den körpereigenen Regenerationsprozess.

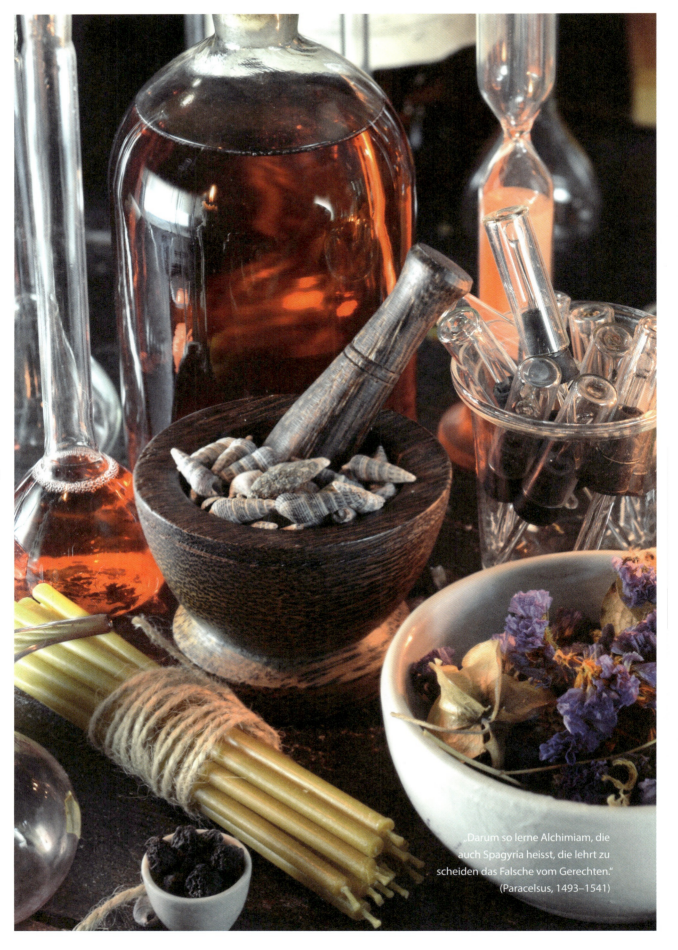

„Darum so lerne Alchimiam, die
auch Spagyria heisst, die lehrt zu
scheiden das Falsche vom Gerechten."
(Paracelsus, 1493–1541)

SPAGYRIK UND GRANATAPFEL

Der Granatapfel hatte in der Spagyrik aufgrund seiner Inhaltsstoffe immer schon einen ganz besonderen Stellenwert. Die spagyrische Aufbereitung vom Granatapfel ist auch die für den Granatapfel höchstmögliche Veredelungs- oder Aufbereitungsmethode in der Naturheilkunde. Aufgrund seiner Inhaltsstoffe und Wirkungen wurde er schon seit jeher für Anwendungen im körperlichen als auch seelisch-geistigen Bereich sehr geschätzt. Wie generell in der Spagyrik geht es aber auch beim Granatapfel immer um eine gesamtheitliche Aufbereitung von Wurzel, Rinde, Blüte und Frucht, um auch wirklich zu einem hochwertigen Gesamt-Menstruum des Granatapfels zu kommen. Um so ein hochwertiges Granatapfel-Menstruum zu gewinnen, ist der erste Schritt die Auswahl von gesunden und kräftigen Granatapfelbäumen. Auch beim Granatapfel werden die Essenzen aus den einzelnen Pflanzenteilen (Frucht, Blüte, Wurzel, Rinde und Äste) einzeln spagyrisch aufbereitet und schließlich zu einem Menstruum zusammengeführt. Das Granatapfel-Menstruum ist damit die höchste Stufe an Qualität, in der bei richtiger Aufbereitung die Wirkstoffe des gesamten Granatapfels enthalten sind.

Im körperlichen Bereich wird das Menstruum Granatapfel vor allem bei hormonellen Schwankungen in den Wechseljahren, bei der Behandlung der Fortpflanzungsorgane (Eierstöcke, Gebärmutter, Prostata, Hoden) und zum Schutz gegen freie Radikale angewendet. Weiters können der Stoffwechsel angeregt und Entgiftungsprozesse gefördert werden. Diese Essenz unterstützt die Prophylaxe von Herz-Kreislauf-Erkrankungen und Arteriosklerose und kann auch in der begleitenden Therapie bei chronisch-degenerativen Erkrankungen eingesetzt werden. Im seelisch-geistigen Bereich stärkt sie Menschen, ihre kreative Energie wieder zu gewinnen, und zum anderen kann sie alle diejenigen unterstützen, die sich in einem Gefühl des Mangels finden. Gerne wird das hochwertige Menstruum Granatapfel auch von Spitzen- und Leistungssportlern aufgrund seiner natürlichen Substanzen und dem gesamtheitlichen Ansatz diversen hochwertigen Frucht- oder Gemüse-Direktsäften beigemischt. Auf diese Weise wird der Körper aufgrund der hohen Konzentration schon bei kleinsten Mengen auf rein natürlicher Basis optimal versorgt.

Am Obsthof Retter werden Menstrua seit Jahren in einem aufwändigen Verfahren und in jährlich begrenzten Mengen in dieser hohen Qualität aus Granatäpfeln oder anderen Früchten, wie Holunder oder Quitte, hergestellt und in einer limitierten Sonderabfüllung in das Retter Serum eingearbeitet. Dieses trinkfertige Serum wird in der Naturheilkunde oder im Leistungs- und Spitzensport verwendet. Wie ich von Herrn Retter weiß, ist die Herstellung des Menstruum ein gewaltiger Aufwand und geht in der Regel über mehrere Jahre, bis schließlich ein Produkt von so hoher Qualität erreicht werden kann.

Gesamtheitlicher Ansatz aus der Natur

Das Retter Serum - nicht nur für Leistungs- und Spitzensportler, sondern auch das Lieblingsprodukt von Heilpraktikern.

Trinkempfehlung des Apothekers

Präventiv 30 ml (halbes Fläschchen pro Tag), unterstützend bei Therapien kann bis auf die fünffache Menge erhöht werden.
Ärztliche Beratung wird empfohlen.

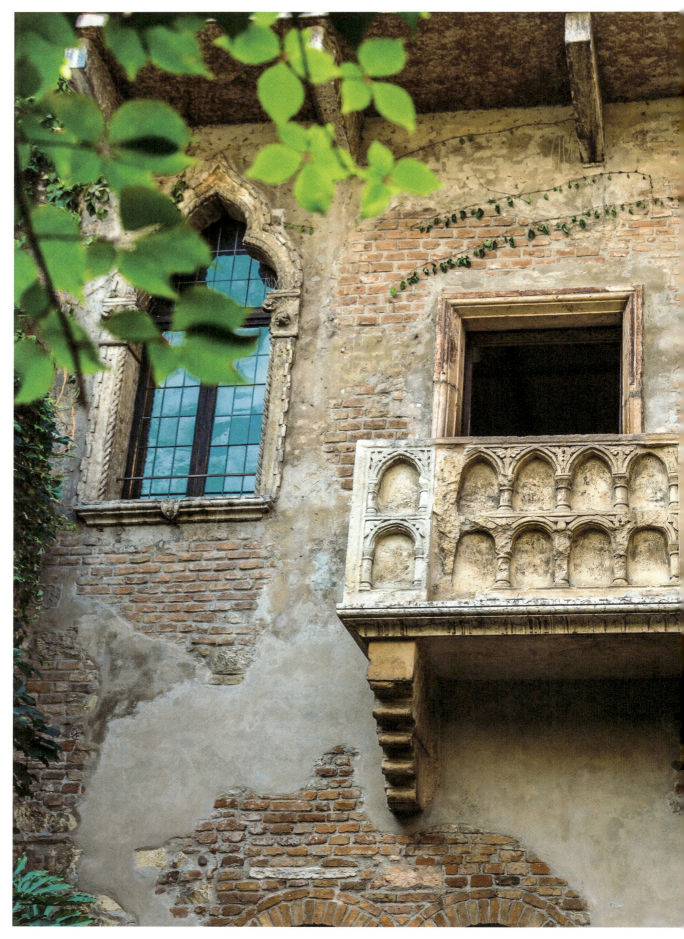

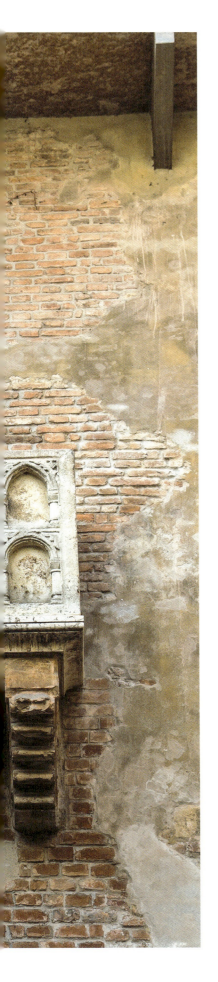

„Willst du schon geh´n?
Der Tag ist ja noch fern.
Es war die Nachtigall und nicht die Lerche,
die eben jetzt dein banges Ohr durchdrang;
Sie singt des Nachts auf dem Granatbaum dort.
Glaub, Lieber, mir, es war die Nachtigall.“

Shakespeare: Romeo und Julia

Auch die Lerche von Shakespeares (1564 -
1616) „Romeo und Julia" saß in den Ästen eines
Granatapfelbaumes.

Statue von Julia, mit dem berühmten Balkon,
Verona, Italien.

GRANATAPFEL & HEILWASSER

Seit dreißig Jahren begleite ich als promovierter Betriebswirt mittlerweile mehr als zweihundert Unternehmen als Experte für Produktivitäts-steigerung und betriebliche Gesundheitsförderung in Österreich, Deutschland und Süd-Osteuropa und engagiere mich dabei vorwiegend für gesunde Lebens- und Arbeitsbedingungen.

Im Laufe der Zeit und durch viele unterschiedliche Ausbildungen und Erfahrungen hat sich meine Liebe und Leidenschaft für Wasser entwickelt. Ich bin mittlerweile davon überzeugt, dass Wasser unser wichtigstes Lebensmittel ist. Dazu gehört für mich

ganz klar gesundes, lebendiges Wasser mit einer hohen Zellverfügbarkeit (ohne Belastung durch Schadstoffe). Nur reines, reifes Wasser, so genanntes „lebendiges Wasser", hat die Fähigkeit, Blockaden im Körper zu lösen und belastende Stoffe auszuleiten. Reines Wasser ist der Baustein für ein gesundes Leben - davon bin ich überzeugt.

Mit besten Wünschen für Ihre Gesundheit,
Ihr Dr. Johannes Pfaffenhuemer

Ich bin davon überzeugt, dass Wasser unser wichtigstes Lebensmittel ist.

Dr. Johannes Pfaffenhuemer
Wasser-Experte, Vitalcoach & Unternehmer

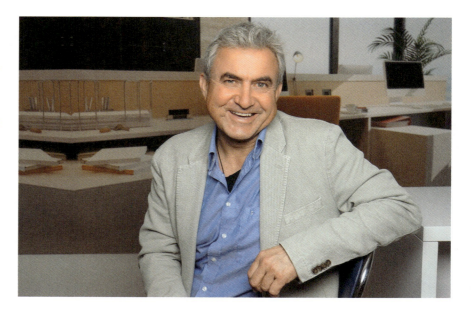

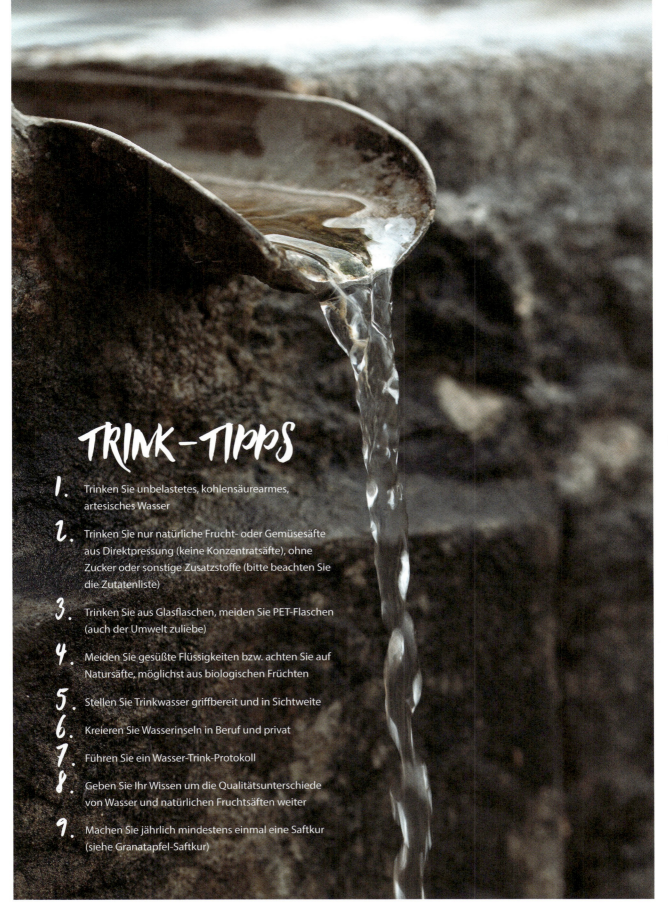

TRINK-TIPPS

1. Trinken Sie unbelastetes, kohlensäurearmes, artesisches Wasser

2. Trinken Sie nur natürliche Frucht- oder Gemüsesäfte aus Direktpressung (keine Konzentratsäfte), ohne Zucker oder sonstige Zusatzstoffe (bitte beachten Sie die Zutatenliste)

3. Trinken Sie aus Glasflaschen, meiden Sie PET-Flaschen (auch der Umwelt zuliebe)

4. Meiden Sie gesüßte Flüssigkeiten bzw. achten Sie auf Natursäfte, möglichst aus biologischen Früchten

5. Stellen Sie Trinkwasser griffbereit und in Sichtweite

6. Kreieren Sie Wasserinseln in Beruf und privat

7. Führen Sie ein Wasser-Trink-Protokoll

8. Geben Sie Ihr Wissen um die Qualitätsunterschiede von Wasser und natürlichen Fruchtsäften weiter

9. Machen Sie jährlich mindestens einmal eine Saftkur (siehe Granatapfel-Saftkur)

ZWEI NATURPRODUKTE MIT ERSTAUNLICHEM EFFEKT

Reinheit, Lebendigkeit und Reife sind Eigenschaften, mit denen sich die Qualitäten von Lebensmitteln beschreiben lassen. Das gilt auch für unser Lebensmittel Nummer eins, das Wasser. Als „Jungbrunnen" hält lebendiges Wasser die Zellen jung. Weniger die Zeit lässt die Zellen altern, sondern vor allem der Lebensstil. Ganz nach dem Motto „Vorbeugen ist besser als Heilen" hat Wasser als präventive Gesundheitsvorsorge einen wichtigen Stellenwert verdient. Seien es nun Mediziner, Heilpraktiker, Energetiker, Köche, Wissenschafter oder Gesundheitsbewusste, immer mehr Menschen erforschen und erproben die Wirkungen von Wasser. Bei der Wasserqualität gibt es jedoch enorme Unterschiede. Herkömmliches Gebrauchs- oder Trinkwasser ist mit Heilwasser (lebendigem Wasser) nicht zu vergleichen.

Heilwasser (lebendiges Wasser) ist auch ein „artesisches Quellwasser". Als artesische Brunnen werden jene Wasserquellen bezeichnet, die aus der Tiefe der Erde von selbst in Richtung Oberfläche fließen, da sie unter einem natürlichen Druck stehen. Tritt das Wasser aus einer natürlichen Öffnung ins Freie, spricht man von einer artesischen Quelle (benannt nach dem Gebiet Artois im Norden Frankreichs). Seit jeher werden diese Quellen im gesamten Alpenraum als „Heilige Bründl" bezeichnet. Wegen dieses natürlichen Vorganges bleibt die Molekularstruktur des Wassers erhalten und durch die lange Fließdauer des Wassers durch Gesteinsschichten bleibt es rein und frei von Giftstoffen. Es reichert sich mit Mineralien und Energien an und trägt so viele Informationen aus dem Erdinneren an die Oberfläche. Man spricht auch von reifem Wasser, das überdies eine besondere kristalline Struktur aufweist. Wasser aus diesen geschützten Wasservorkommen, die keinen Belastungen von außen aus Landwirtschaft oder Umwelt ausgesetzt sind, bietet daher über eine hohe Zellverfügbarkeit, Reinheit und allerbeste, unbehandelte Qualität, die sich unter anderem auch in der langen Haltbarkeit ohne jegliche Behandlung oder Zusatzstoffe zeigt. Dieses Wasser wird in Glasflaschen abgefüllt, ungekühlt getrunken und enthält keine Kohlensäure. Es verfügt in seiner Ursprünglichkeit über viel Energie, kleine Cluster, kurze Molekülketten und hat die Fähigkeit, Blockaden im Körper zu lösen und belastende Stoffe auszuleiten.

Heilwasser ist weit mehr als nur Wasser und wirkt auf natürlichem Wege mit seinem hohen Gehalt an lebenswichtigen Mineralstoffen und Spurenelementen. Das Heilwasser ist alleine für sich schon ein bewährter „Functional Drink" und gleichzeitig auch ein wirksames Naturheilmittel.

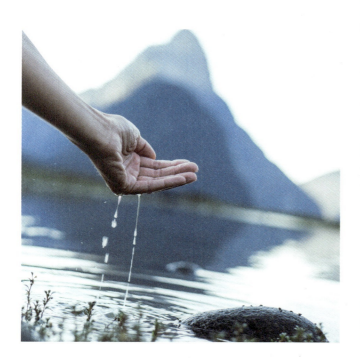

In China steht der Granatapfel für Überfluss und Fruchtbarkeit, viele tüchtige Nachkommen und eine glückliche Zukunft.

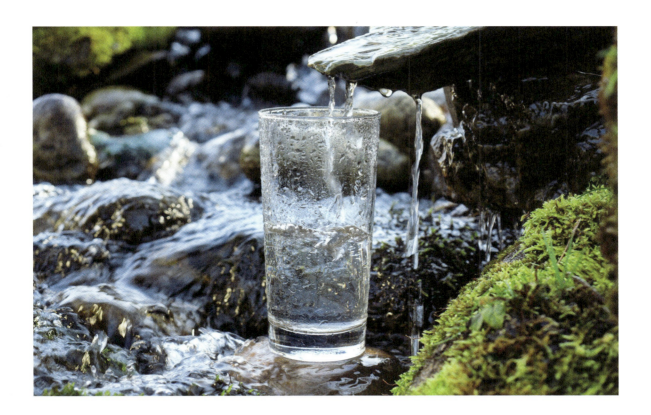

Es kann Mangelzuständen vorbeugen oder bereits vorhandene Defizite ausgleichen. Ferner kann es die Stoffwechsel- und Organfunktionen stärken und körpereigene Kräfte ganzheitlich aktivieren. Heilwasser wirkt therapeutisch vor allem positiv auf den Stoffwechsel und den Kreislauf sowie auf Herz, Nieren, Magen und Darm. Heilwasser kann, mit wenigen Ausnahmen, auch als Getränk verwendet werden.

Damit Wasser als Heilwasser gekennzeichnet werden darf, sind bestimmte Kriterien notwendig, die streng kontrolliert werden. Neben seines Ursprungs aus unterirdischen und vor Verunreinigung geschützten Quellen muss es direkt an der Quelle abgefüllt werden und aufgrund seiner Zusammensetzung oder/und seiner physikalischen Eigenschaften in der medizinischen Therapie zur vorbeugenden, lindernden oder heilenden Wirkung Anwendung finden können. In Deutschland und Österreich benötigt die Kennzeichnung als Heilwasser eine staatliche Zulassung, Inhaltsstoffe und Wirkung müssen auf dem Etikett ausgewiesen werden. In Deutschland hat Heilwasser nach § 2 Abs. 1 Arzneimittelgesetz den Status eines Arzneimittels. „Ihr Körper ist nicht krank, er ist

Wasser ist wichtig für die Gesundheit. Besonders Heilwasser (lebendiges Wasser) ist reich an Mineralien und Energien und unterstützt den Körper, belastende Stoffe auszuleiten.

durstig!", sagte Dr. F. Batmanghelidj, MD, bereits im Jahr 2003 in seiner Vorlesung über die Heilkraft des Wassers.

Es lohnt sich also, sich mit Wasser näher auseinander zu setzen. „Die Gesundheit ist zwar nicht alles, aber ohne Gesundheit ist alles nichts – neun Zehntel unseres Glücks beruhen allein auf der Gesundheit, mit ihr wird alles eine Quelle des Genusses!", schrieb der Philosoph Arthur Schopenauer (1788-1860).

Das Problem mit den freien Radikalen

Was haben Frucht- und Gemüsesäfte, Wasser und freie Radikale miteinander zu tun? Wassermangel lässt uns früher altern. Der Verlust von Zellwasser lässt die Zellen schneller schrumpfen, dadurch können sie leichter von freien Radikalen, Bakterien und Viren angegriffen werden. Auch wenn wir älter werden, lässt unser Zellschutz aus Mangel an antioxidativen Enzymen nach.

Es gibt jedoch Möglichkeiten, dem entgegen zu wirken. Die Lösung sind Antioxidantien, die zum Schutz der Zellen vor oxidativem Stress beitragen. Antioxidantien sind essentiell wichtig für unser Abwehrsystem, einem komplexen Netzwerk aus verschiedenen Komponenten, die miteinander interagieren und sich ergänzen. Wichtig ist daher, neben einer ausreichenden Wasserzufuhr auch auf einen ausreichenden Antioxidantien-Status zu achten, um die Abwehrkräfte der Zellen gegen freie Radikale zu unterstützen.

In einer Reihe von Lebensmitteln steht übrigens der Granatapfel an der Spitze als natürliches Antioxidans. Durch seinen hohen Gehalt an Polyphenolen übertrifft der Granatapfel bei weitem die weithin bekannten Antioxidantien Rotwein oder Blaubeeren.

Empfehlung: Eine ideale Synergie ergibt die Kombination von Heilwasser mit hochwertigen Frucht- und Gemüsesäften. Heilwasser eignen sich besonders für Trink- und Saftkuren, denn die Verbindung von hochwertigen Natursäften und Heilwasser kann die positive Wirkung noch steigern. Saftkuren werden daher immer in Verbindung mit Heilwasser empfohlen.

Wie finde ich mein persönliches Wasser?

Vertrauen Sie Ihrem Geschmack, denn der Körper ist das sensibelste aller Messinstrumente. Wenn das Wasser weich schmeckt und sich wie von alleine trinken lässt, dann ist es das richtige zu diesem Zeitpunkt. Machen Sie ein Experiment und testen Sie den Unterschied zwischen Qualitätswasser (lebendigem Wasser) und Ihrem herkömmlichen Leitungswasser oder Mineralwasser aus dem Supermarkt. Bei Heilwasser achten Sie bitte auf die angeführte Zusammensetzung und die Inhaltsstoffe.

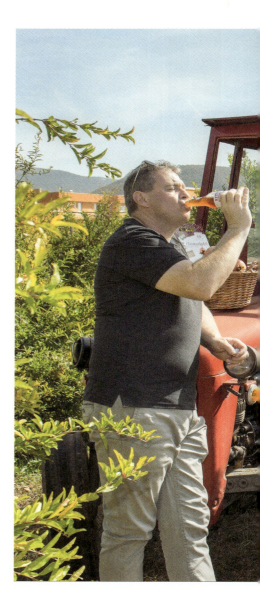

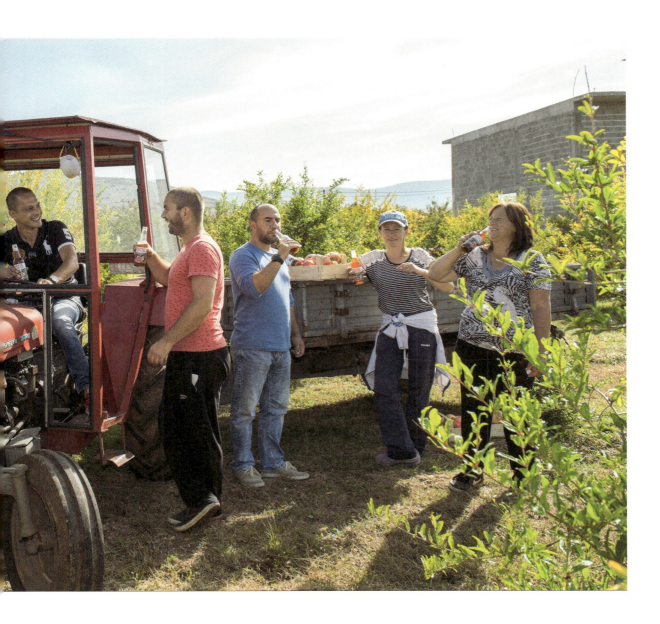

Der deutsche Dichter und Philosoph Karl Wilhelm Ramler verfasste eine Ode „Auf einen Granatapfel, der in Berlin zur Reife gekommen war", als Sinnbild einer unerwarteten Fruchtbarkeit.

Find' ich dich hier in deiner grünen Krone?
Zerspaltest du die purpurrothe Brust
An dieser Sonn'? o Liebling der Pomone!
O Proserpinens Apfel! die mit Lust
Und Wollust deine goldnen Körner
Im Reich des Höllengottes aß,
Und allen Nektar ferner
Und den Olymp vergaß.

Auszug aus der Ode von Karl Wilhelm Ramler

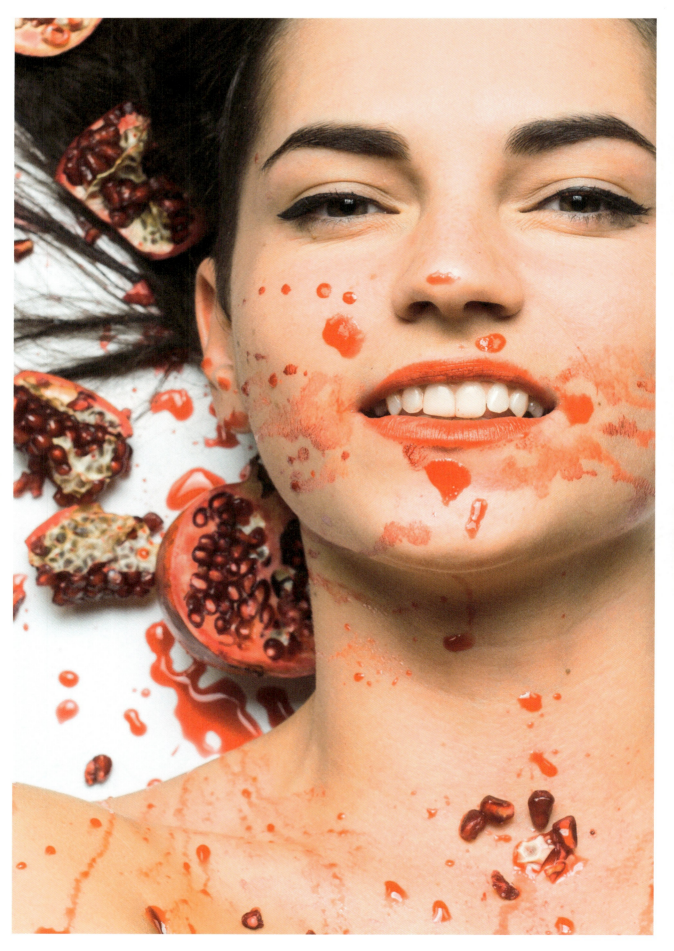

DER GRANATAPFEL IN DER KOSMETIK

Es ist nicht alles Gold, was glänzt, auch nicht eine schöne Verpackung. Wer schon einmal die Inhaltsstoffe bei den - mitunter sehr teuren - Produkten durchgelesen hat, hat bestimmt festgestellt, dass beispielsweise ein Hyaluron-Serum tatsächlich einen beinahe unbedeutenden Anteil an Hyaluron aufweist. So ist das übrigens auch bei den mittlerweile beliebt gewordenen Granatapfelprodukten. Eine Granatapfelcreme sollte doch hauptsächlich aus Granatapfelwirkstoffen bestehen, meist beinhalten die Cremen, Lotionen, Shampoos usw. jedoch einen sehr geringen Anteil an Granatapfel, aber eine Vielzahl an preiswerten Ölen oder Körperbutter sowie anderen Inhaltsstoffen, die anhand ihrer Definition auf den Etiketten kaum von jemandem verstanden werden. Oft handelt es sich sogar um ein Erdölprodukt mit reichlich chemischen Zusätzen. Abgesehen davon, dass oft schon die Qualität der Rohstoffe nicht nachvollziehbar ist, ist es das Herstellungsverfahren noch viel weniger. Die KonsumentInnen werden auch in der Kosmetik durch vielversprechende Bezeichnungen in die Irre geführt. Dabei muss Naturkosmetik nicht teuer sein und kann bei Verwendung hochwertiger Rohprodukte auch selbst ganz einfach und kostengünstig hergestellt werden. Das Wichtigste sind dabei die möglichst biologischen Rohstoffe und nicht die schönsten Verpackungen und klingenden Namen. Ein gutes kosmetisches Produkt kommt aus der Natur und nicht aus dem Labor.

Schönheitselixier und Anti-Aging-Frucht

Der Granatapfel hat für frisches und junges Aussehen einiges zu bieten und ist durch seine wertvollen Inhaltsstoffe auch in der Hautpflege nicht mehr wegzudenken. Als Schönheitselexier wurde er schon in der Antike geschätzt, und auch die moderne

Schönheit ist die Sprache des Herzens. Öffne dein Herz und deine Schönheit strahlt von innen nach außen.

Monika Iatrou

Wissenschaft konnte inzwischen belegen, dass die zellschützenden Eigenschaften des Granatapfels dem Alterungsprozess entgegenwirken. Dank der Molekularstruktur des Granatapfels können seine Wirkstoffe auch in tiefer gelegene Schichten eindringen, er fördert die Wundheilung, spendet viel

Feuchtigkeit und schützt gegen die Einflüsse der UV-Strahlung.

Ein Glas Saft pro Tag lässt Haut und Haare gesünder, frischer und strahlender werden. Wer die frische Frucht genießen möchte, kann die Granatapfelkerne über Salate, Saucen und Desserts streuen und damit jedes Gericht verfeinern. Als Fitmacher und Anti-Stress-Mittel wirken Vitamin C, Beta-Carotin, Zink, Selen, Vitamin E und Polyphenole (Antioxidantien). Der regelmäßige Genuss von Granatäpfeln sorgt für schöne Haut und gute Stimmung … und macht Lust auf die Liebe.

Was macht den Granatapfel und sein Samenkernöl so wertvoll?

Die Samenkerne des Granatapfels enthalten wertvolles Öl mit ungesättigten Fettsäuren. Das Öl hat allerdings seinen Preis, denn es werden etwa 500 kg Granatäpfel benötigt, um ein Kilogramm Öl zu gewinnen. Etwas sparsamer geht es, wenn das Granatapfelsamenkernöl mit Basisölen gemischt wird. Je nach Bedürfnissen der Haut und persönlicher Vorliebe kommen dafür einige Öle wie Jojobaöl, Mandelöl sowie Haselnuss- oder Nachtkerzenöl in Frage.

Die Wirkung für die Haut ist großartig. Granatapfelsamenkernöl beruhigt gereizte und trockene Haut, sorgt für ein ebenmäßigeres Hautbild, verfeinert die Poren und wirkt ausgleichend auf Mischhaut.

Granatapfelsamenkernöl enthält verschiedene, einfach gebaute Östrogene und ist somit ein wertvoller Begleiter in den Wechseljahren. Der Granatapfel schützt durch die antioxidative Wirkung der Polyphenole die Hautzellen vor freien Radikalen. Diese zellschützende Kraft übersteigt sogar drei- bis viermal den Wert von grünem Tee oder Rotwein. Die Wirkstoffe des Granatapfels optimieren den Zellstoffwechsel, verbessern das Hautbild, straffen und glätten anspruchsvolle Haut und wirken Alterserscheinungen wie Pigmentflecken entgegen. Wie stark - und somit wertvoll auch für die Hautpflege - dieser Schutz vor freien Radikalen ist, zeigt ein praktischer Beweis: Ein gepflückter Granatapfel ist bis vier Monate haltbar und genießbar, ohne zu verderben oder zu verfaulen.

BEAUTY-TIPPS

Für ein strahlendes und frisches Aussehen hat Frau Petra Loley, Geschäftsführerin der „Kosmetikmacherei" in Wien und Expertin für Kosmetik-Rohstoffe, einige Beauty-Tipps zusammengestellt, gefolgt von einfachen Rezepten, wie Sie Kosmetik auch selbst herstellen können.

Haarpflege

Ein kleines Glas Granatapfelsaft nach dem Waschen im Haar verteilen, einige Minuten einwirken lassen, ausspülen. Gegen krauses Haar hilft eine Haarmaske. Dazu wird Granatapfelsamenkernöl im Topf leicht erwärmt und sparsam in die trockenen Haarlängen eingearbeitet, nach 30 bis 60 Minuten Einwirkzeit wie gewohnt die Haare waschen. Wer möchte, kann die Maske auch über Nacht einwirken lassen.

Körperpeeling

Eine halbe Tasse Granatapfelsaft, eine Tasse Zucker und einen Esslöffel Kokosnussöl vermengen, auf die feuchte Haut auftragen, leicht den gesamten Körper damit einreiben und gründlich abspülen. Macht

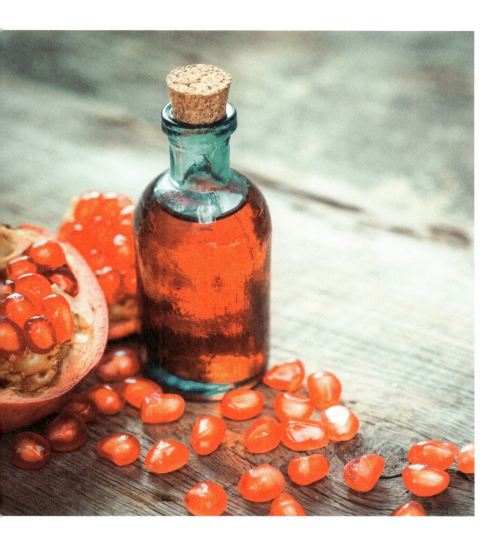

Die zellschützenden Eigenschaften des Granatapfels verlangsamen den Alterungsprozess. Vor allem das Samenkernöl ist ein Jungbrunnen für die Haut und beliebter Bestandteil in hochwertigen Kosmetikprodukten.

In den Anbaugebieten des Granatapfels zählt das tägliche Glas Granatapfelsaft zum Standardgetränk, vor allem zum Frühstück. Sein süß-saurer Geschmack kann mit Wasser gut gemildert werden.

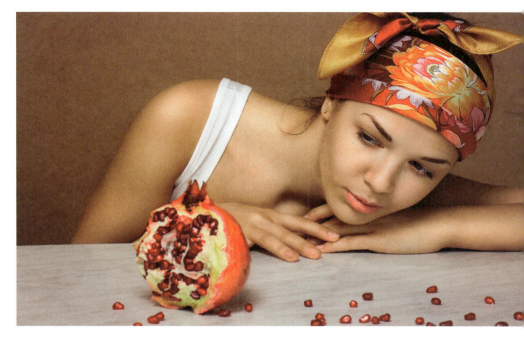

die Haut geschmeidig und aufnahmebereit für die Pflegeprodukte.

Gesichtspeeling

Zwei Teelöffel Mohn mit einigen Tropfen Granatapfelsamenkernöl vermengen und in das gut gereinigte, noch feuchte Gesicht mit kreisenden Bewegungen sanft einmassieren, kurz einwirken lassen. Gut mit lauwarmem Wasser abwaschen und mit dem Pflegeprodukt abschließen. Der Mohn sorgt für einen sanften Peeling-Effekt, das Granatapfelsamenkernöl versorgt die Haut gleichzeitig mit Nährstoffen.

Granatapfel Naturpeeling
Nach dem Rezept vom Obsthof Retter.

Ein Peeling allerhöchster Qualität ist dieses Naturpeeling aus der Schale des Granatapfels. Dazu die Granatapfelrinde (Schale) in der Sonne oder im Backofen auf acht bis zehn Prozent Feuchtigkeitsgehalt trocknen und danach ganz fein zu Mehl (Granatapfelschalenmehl) mahlen. Nach Belieben kann noch mit Kräutern verfeinert werden. Das Granatapfelschalenmehl trocken aufbewahren und erst vor der Anwendung mit Granatapfel- oder Rosen-Hydrolat mischen. Auch hier gilt: Bitte unbedingt auf Bio-Qualität achten.

Anwendung als Peeling

Etwas Granatapfelschalenmehl mit Granatapfel- oder Rosen-Hydrolat oder handwarmem Wasser anrühren und in die gereinigte Haut sanft in kreisenden Bewegungen einmassieren. Anschließend sorgfältig mit warmem Wasser abspülen. Die Haut wird dadurch gut durchblutet, die Neuproduktion der Zellen wird angeregt und Verhornungen der obersten Hautschicht werden sanft entfernt. Die Anwendung kann zwei- bis dreimal pro Woche erfolgen. Kann auch als Maske, Körperpeeling oder als Badezusatz angewendet werden.

Das Granatapfelschalenmehl kann auch als Gesichtsmaske eingesetzt werden. Dazu beim folgenden Rezept einfach die Haferflocken durch das Granatapfelschalenmehl ersetzen.

Gesichtsmaske

Für einen schönen und ebenmäßigen Teint vier Teelöffel Granatapfelsaft mit fein gemahlenen Haferflocken und einem Teelöffel Granatapfelsamenkernöl gut mischen und kurz quellen lassen. Diese Paste auf das Gesicht auftragen, 20 Minuten einwirken lassen, danach mit lauwarmem Wasser gründlich abwaschen und mit der Pflegecreme abschließen.

Nagelhaut

Granatapfelsamenkernöl in die Nagelhaut gut einmassieren und über Nacht einwirken lassen. Das Öl ist eine hervorragende Pflege für die Nagelhaut, macht sie geschmeidig und gestärkt gleichermaßen, sodass sie nicht mehr so leicht rissig wird.
Im Handel gibt es eine große Auswahl an guten Pflegeprodukten mit Granatapfel. Wer Lust hat, kann Kosmetik aber auch selber in der Küche herstellen. Wenn Sie Gesichts- und Körperpflegeprodukte selber machen, können Sie die Inhaltsstoffe ganz genau auf die Bedürfnisse Ihrer Haut abstimmen. Die meisten Hilfsmittel haben Sie vermutlich ohnehin zu Hause, die Rohstoffe dazu gibt es im entsprechenden Fachhandel.

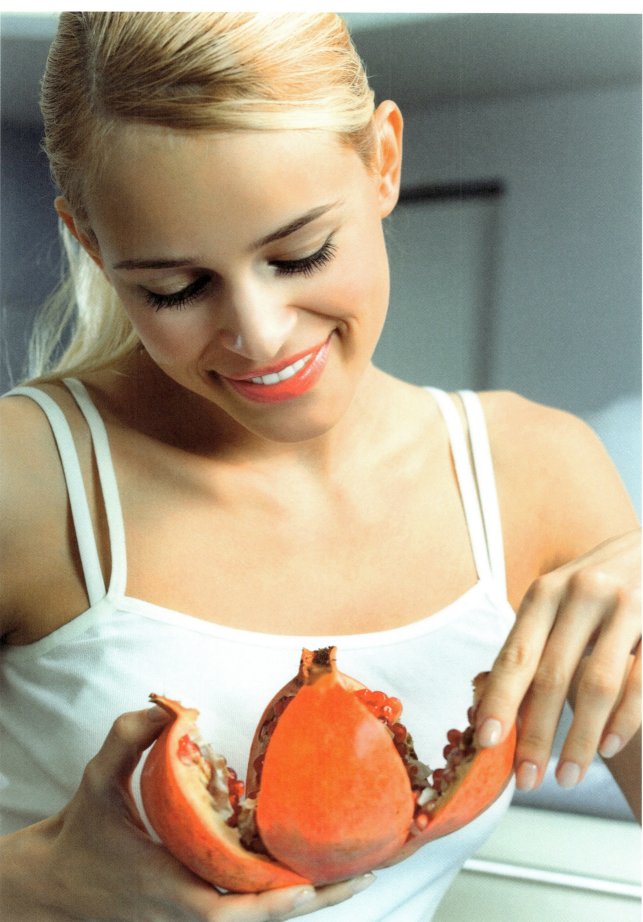

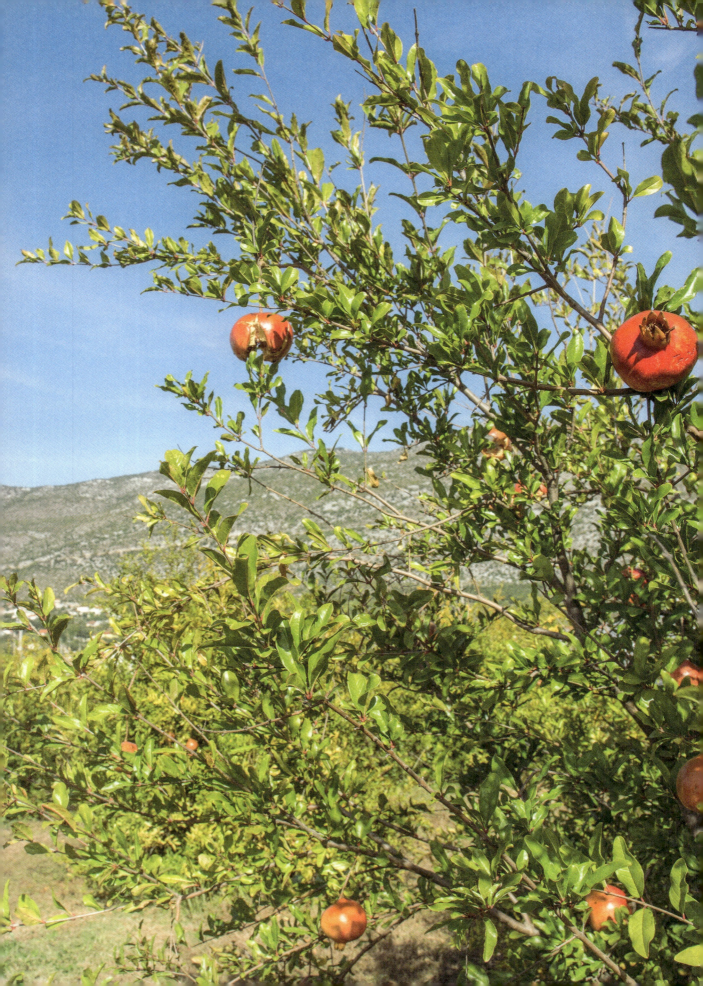

Der wundersame Granatapfelbaum

Märchen aus Israel (nacherzählt)

Ein armer Wasserträger wurde erwischt, als er Brot stehlen wollte, um seinen Hunger zu stillen. Diebstahl wurde damals mit dem Tod bestraft und der Tag rückte näher, an dem der arme Wasserträger sein Leben lassen sollte.

Als er nach seinem letzten Wunsch gefragt wurde, griff der Wasserträger zu einer List und sagte, dass er ein Geheimnis wüsste, das der Sultan bestimmt gerne hören würde. Der Sultan ließ ihn also rufen und der Wasserträger sagte zu ihm: „Ich kenne das Geheimnis des Granatapfelbaumes. Ich weiß, wie man seinen Samen pflanzt, damit über Nacht ein Granatapfelbaum wachsen wird. Jedoch nur ein Mensch, der noch nie etwas gestohlen hat, darf den Samen in die Erde legen."

Der Sultan ließ von überall seine Untertanen kommen, damit jemand den Samen in die Erde pflanzen konnte, weil er sehen wollte, wie über Nacht ein Granatapfelbaum wachsen könne.

Nachdem sich jedoch im ganzen Land niemand finden konnte und auch der Sultan selbst nicht ohne Schuld war, konnte niemand den Samen pflanzen. Dem Wasserträger wurde schließlich das Leben geschenkt und er bekam auch noch so viel Gold mit, dass er und seine Familie nie mehr hungern mussten.

SELBSTGEMACHTE KOSMETIK – GRUNDWISSEN

Hygiene und Haltbarkeit

Keine Angst, dass in selbst gemachten Cremen zu viele Keime sind. Wenn Sie sauber arbeiten und die Utensilien (in kochendem Wasser) gut reinigen, kann nichts passieren. Bewährt hat sich der Einsatz von Küchenpapier, legen Sie die Rohstoffe und gereinigten Hilfsmittel (Spachtel, Tiegel, etc.) darauf ab. Die Arbeitsfläche können Sie am besten mit Dampf, siedend heißem Wasser oder mit mind. 70 % vol Alkohol (bekommen Sie in der Apotheke) reinigen.

Außerdem: Diese kleinen Mengen in 50 ml oder 100 ml sind ohnehin bald aufgebraucht. Bei Produkten auf Wasserbasis sind Konservierungsmittel zwar wichtig, bei Kosmetik auf Ölbasis (wie bei unseren Rezepten) sind hingegen keine zusätzlichen Konservierungsstoffe nötig. Empfehlenswert für sauberes Arbeiten sind auch Einweg-Handschuhe.

Tipp: Bereiten Sie kleine Mengen zu (50 ml für Cremen und 100 ml für Lotionen), bewahren Sie eine kleine Portion in einem kleineren Tiegel oder Fläschchen für das Badezimmer, den Rest heben Sie gekühlt (eventuell im Kühlschrank) auf. Entnehmen Sie Cremen nie direkt mit den Fingern, sondern immer mit einer sauberen Spachtel.

Qualität der Rohstoffe

Achten Sie auf hochwertige und frische Rohstoffe, am besten aus biologischem Anbau und bei Ölen unbedingt auf Kaltpressung. Für einen guten Duft und Unterstützung in der Wirkung kommt zusätzlich noch ätherisches Öl zum Einsatz. Hier darf es Ihr Lieblingsduft sein, beachten Sie aber bitte, dass Aromaöle mit Vitamin C in Verbindung mit Sonnenbestrahlung braune Flecken verursachen können.

Hilfsmittel

Das meiste Zubehör haben Sie vermutlich ohnehin in der Küche, wie einen Kochtopf zum Erwärmen im Wasserbad, einen Messbecher oder eine Küchenwaage mit Gramm-Einteilung, einen Handmixer, Tiegel oder Gläser mit Schraubverschluss für die Cremen, eine Lotionsflasche, Küchenrolle, Einweg-Handschuhe, Spachtel.

Vorbereitung

Richten Sie alle Hilfsmittel und Rohstoffe her. Legen Sie Küchenpapier auf, um die Spachtel, die gereinigten Tiegel und Fläschchen darauf abzulegen, stellen Sie den Topf für das Wasserbad auf den Herd und geben Sie das Glas zum Erwärmen der Rohstoffe hinein. Liegt alles bereit? Dann können Sie schon loslegen.

Auch bei selbst gemachter Kosmetik gibt es eine aufwändige und eine einfache Methode. Bei folgenden Rezepten wurde bewusst auf das umfangreichere, getrennte Anrühren von Fett- und Wasserphase verzichtet. Im Anschluss sind die hier verwendeten Rohstoffe nochmals mit ihrer Wirkung aufgelistet.

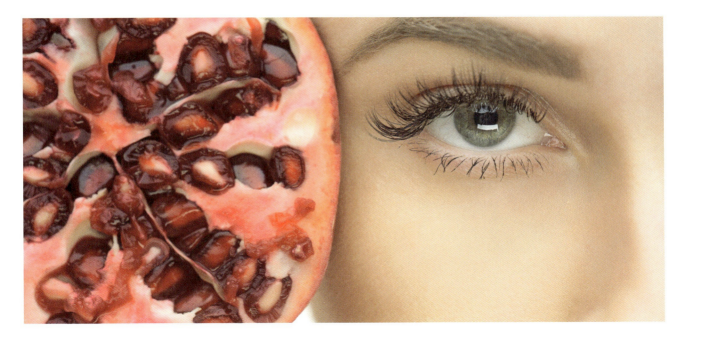

Beauty-Booster - Schüttelgel (30 ml)

MISCHUNG IM VERHÄLTNIS JE 1/3

10 ml Granatapfelsamenkernöl
10 ml Basisöl nach Wunsch (z.B. Mandelöl –
    für alle Hauttypen geeignet)
10 ml Hyaluronsäure (flüssig/Gel) -
    pure Feuchtigkeit
Zusätzlich: 3 Tropfen Geranium-Aromaöl
    für einen angenehmen Duft
    (oder Ihr Lieblingsduft)

Zubereitung

Alle Zutaten in ein Fläschchen geben und kräftig schütteln, bis sich alle Anteile gut vermischt haben und ein homogenes Fluid entsteht. Am besten eine kleine Menge für das Badezimmer abfüllen, den Rest kühl aufbewahren. Vor jedem Gebrauch gut schütteln, da sich Hyaluron (Feuchtigkeit) und die Öle auf Dauer nicht gut verbinden. Beim Schütteln entsteht wieder das homogene Fluid und lässt sich leicht auftragen.

Je nach Jahreszeit können Sie mit dem Mischverhältnis von Ölen und Hyaluronsäure experimentieren. Im Sommer ist ein höherer Anteil von Hyaluron für viele angenehmer. Das Hyaluron-Gel kann auch pur aufgetragen werden und ist vor allem im Sommer sehr erfrischend. Danach das pflegende Öl sanft einmassieren. Auch bei den Ölen können Sie nach Belieben mischen.

Massieren Sie diesen Beauty-Booster direkt in die noch feuchte Haut nach der Reinigung ein. Schon nach wenigen Anwendungen ist eine festigende Wirkung zu spüren. Dieses Fluid können Sie als Alleinpflege anwenden oder als Basispflege für die Anti-Age-Creme.

Gesichtswasser (100 ml)

40 ml Hamameliswasser
40 ml Lavendelwasser
10 ml Granatapfelkernextrakt
10 ml Rosenwasser

Zubereitung

Alle Zutaten in ein Fläschchen mit Schraub- oder Klappverschluss geben, gut schütteln - fertig!

Dieses Gesichtswasser hat einen klaren und tonisierenden Effekt und gibt sofort ein sauberes Frischegefühl.

Reichhaltige Anti-Age-Creme Tag/Nacht (50 ml)

25 ml Sheabutter

15 ml Granatapfelsamenkernöl

10 ml Nachtkerzenöl

evtl. 5–8 Tropfen Aromaöl
(vom Lieblingsduft)

Zubereitung

Sheabutter im Wasserbad (am besten in einem größeren Glas) bei mäßiger Hitze vorsichtig und langsam flüssig werden lassen, sodass auch die kleinsten Kügelchen geschmolzen sind, danach lauwarm abkühlen lassen. Erst dann das Granatapfelsamenkernöl und das Nachtkerzenöl beimengen, gut mit der Spachtel vermischen, ganz zum Schluss das Aromaöl beimengen und das Ganze noch flüssig in einen Tiegel abfüllen. Kühl stellen. Nach einigen Stunden hat die Creme ihre kompakte Konsistenz erhalten.

Diese reichhaltige Creme ist sehr ausgiebig, mildert feine Fältchen und versorgt die Haut mit wertvollen Wirkstoffen.

Körperpflege (70 ml)

50 g Sheabutter

15 g Kakaobutter (oder Mangobutter)

5 ml Granatapfelsamenkernöl

20 Tropfen Rosenöl (oder anderer
Lieblingsduft)

Zubereitung

Körperbutter gibt es meist in festen Blöcken. So gelingt diese sahnige Körperpflege ganz einfach: Sheabutter und Kakaobutter (zimmerwarm) in kleine Stücke hobeln und in eine Schüssel geben, das Öl dazu geben und alles mit dem Handmixer circa fünf bis acht Minuten kräftig schlagen, bis eine sahnige Konsistenz entsteht. Zum Schluss den Duft dazugeben, nochmals leicht vermengen - fertig!

Das ergibt ein schaumiges Luxusgefühl für den Körper! Falls sich die Butter schwer schlagen lässt, noch ein wenig Granatapfelsamenkernöl dazugeben.

Lippenpflege

1 Teelöffel Kokosöl

1 Teelöffel Olivenöl

2 Teelöffel Bienenwachs

1 Teelöffel Honig

7 Tropfen Granatapfelsamenkernöl

Zubereitung

Kokosöl, Olivenöl und Bienenwachs im Wasserbad langsam schmelzen, den Honig beimengen und zum Schluss Granatapfelsamenkernöl untermischen, in einen kleinen Tiegel abfüllen, auskühlen lassen. Fertig ist ein pflegender Lippenbalsam.

Mit einigen wenigen Handgriffen haben Sie bald hochwertige Pflegeprodukte selbst in der Küche hergestellt.

ROHSTOFFE UND IHRE WIRKUNG

Basisöle

Jojobaöl ist kein Öl, sondern ein Wachs und kann daher nicht ranzig werden, es fettet nicht und wird rasch von der Haut aufgenommen. Jojobaöl ist feuchtigkeitsbindend, entzündungshemmend, macht die Haut geschmeidig, enthält einen natürlichen Sonnenschutzfaktor 4 und ist eine wertvolle Hautpflege, die auch für Babys geeignet ist.
Tipp: Nach der Dusche den Körper nicht trocknen, sondern Jojobaöl pur auf die feuchte Haut auftragen. Gibt samtweiche Haut.

Mandelöl polstert die Haut auf und glättet sie spürbar, wirkt reizlindernd, schützend und pflegend, hat einen sanften Duft (Achtung bei Nuss-Allergien).

Nachtkerzenöl ist verjüngend und pflegend, wirkt auf Körper und Psyche und dient der ganzheitlichen Schönheitspflege, ist auch bei trockener und empfindlicher Haut (Neurodermitis) gut geeignet.

Haselnussöl hat eine straffende, gefäßverengende und gewebefestigende Wirkung (Achtung bei Nuss-Allergien).

Granatapfelsamenkernöl: Kaltgepresstes Granatapfelsamenkernöl ist durch seinen extrem hohen Anteil an antioxidativem Vitamin E eine Wunderwaffe gegen Fältchen. Die durch den aufwändigen Pressvorgang erhalten gebliebenen natürlichen „Schleimstoffe" der Samenkerne ergeben eine natürliche Trübung. Sie enthalten bioaktive Mineralien, Enzyme und hormonähnliche pflanzliche Botenstoffe, die für die Haut als so genannte Feuchthaltefaktoren äußerst wichtig sind. Sie sind unter anderem in der Lage, Wasser zu binden, was der Haut hilft, Feuchtigkeit und Geschmeidigkeit zu bewahren.

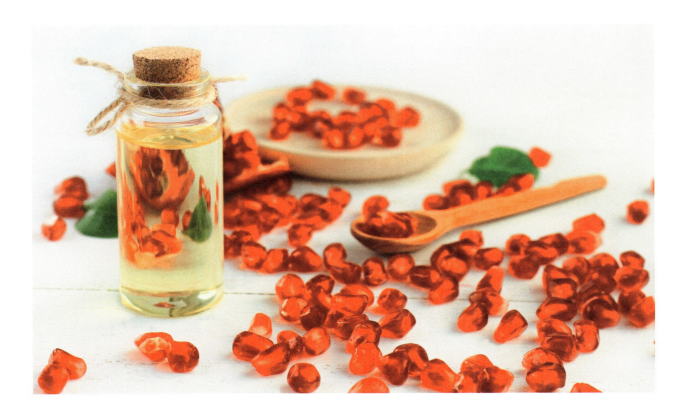

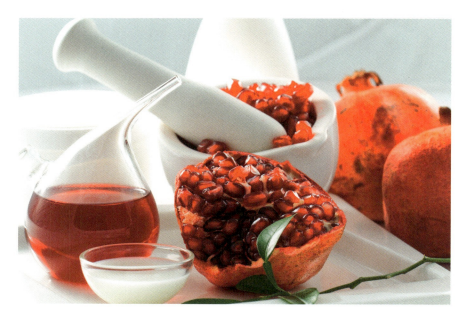

Verwandeln Sie Ihre Küche in ein Kosmetiklabor. Mit hochwertigen Rohstoffen und Ihren Lieblingsdüften können Sie mit wenigen Handgriffen Cremen und Lotionen rasch und preiswert – ganz nach Ihren Wünschen – herstellen.

Weihrauchöl: faltenreduzierende („kittende") Wirkung, beschleunigt bei einer Wunde den Heilungsprozess und verschönert Narben, lindert Entzündungen und fördert in den tieferen Hautschichten die Zellerneuerung. Dadurch erhält die Haut ihre natürliche Spannkraft.

Fette

Kakaobutter gibt ein weiches Hautgefühl, pflegt die Haut samtig zart, sorgt für gesunden Glanz.

Mangobutter wirkt rückfettend und feuchtigkeitsspendend, fördert die Regeneration der Haut, hilft bei der Heilung von kleinen Verletzungen.

Sheabutter ist feuchtigkeitsbindend, macht die Haut elastisch und geschmeidig.

Extrakte und Destillate

Granatapfelsamenkernextrakt hilft, die Regeneration auf Zellebene zu unterstützen und wirkt hautstraffend.

Rosenwasser ist beruhigend, kühlend und tonisierend.

Hamameliswasser wirkt beruhigend, desinfizierend, adstringierend.

Lavendelwasser hat antiseptische, ausgleichende und beruhigende Wirkung.

Hyaluronsäure (flüssig/Gel) sorgt für optimale Feuchtigkeitsversorgung der Haut. Hyaluron ist ein körpereigener Stoff und ein wichtiger Bestandteil für Spannkraft und Geschmeidigkeit der Haut.
Tipp: Bitte auf die pflanzliche Herkunft achten. (Hyaluronsäure tierischen Ursprungs wird meist aus Hahnenkämmen, Kuhaugen etc. gewonnen).

Geranium-Aromaöl ist ein blumiger Duft, erfrischend und entspannend zugleich und unterstützt die Weiblichkeit.

Granatapfelsamenkernöl verfügt über eine hohe Anzahl von Phytoöstrogenen. Diese hormonähnlichen Wirkstoffe pflanzlicher Herkunft sind dem menschlichen Östrogen sehr ähnlich und garantieren eine hohe Bioverfügbarkeit.

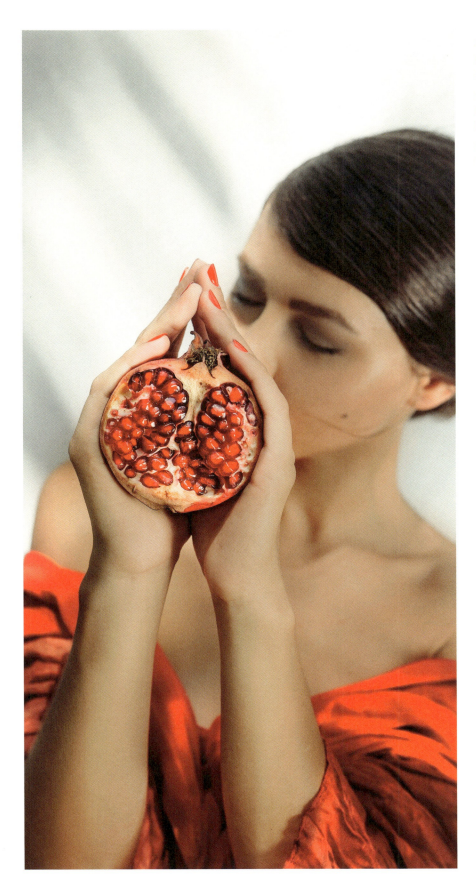

Der Trojaner Paris über-
reichte Aphrodite einen
Granatapfel und beendete
damit den Streit der drei
griechischen Göttinnen
Hera, Athene und
Aphrodite, wer die
Schönste von ihnen sei.

GENUSS IN DER KÜCHE

Für die Küche ist der Granatapfel umfassend einsetzbar. Neben dem Granatapfel selbst ist vermutlich Grenadine das weltweit bekannteste Produkt, das aus Granatapfel hergestellt wird. Heute erfolgt die Herstellung von Grenadine meist in Billigausführung mit einem hohen Zuckeranteil und gemischt mit Apfelsaft. Hochwertige Grenadine jedoch kommt gänzlich ohne Zucker aus und sollte nach Möglichkeit nur aus Granatapfelsaft hergestellt werden, wie die Granatapfel-Essenz vom Obsthof Retter. Hier werden hochwertige Granatapfel-Fruchtkerne mit sehr hohem Brix-Gehalt (dient zum Bestimmen des Massenverhältnisses von Zucker und Wasser) von 20 bis 24 Brix zur Herstellung dieser Essenz verwendet.

Grenadine gehört zum täglichen Repertoire aller Profi-Cocktail-Mixer für „Tequila Sunrise", wird jedoch auch als Glasur für Eis und Desserts gerne verwendet. Mit Wasser und Zitronensaft gemischt oder mit Champagner aufgespritzt ist er ein erfrischendes Getränk, das nicht nur wegen seines schmackhaften Charakters, sondern vielmehr wegen seines Reichtums an Vitamin C und Vitamin B geschätzt wird.

In seinen Herkunftsländern wird der Granatapfel in der Küche in vielen Gerichten verwendet und kommt als Saft, Vorspeise, Verfeinerung von Saucen und Fleischgerichten bis hin zu Desserts und Kuchen auf den Tisch. Eingesetzt wird er in der Küche als Gewürz oder Sirup, eingekocht als Marmelade, als Beilage für Fleischgerichte oder als Marinade für Fleisch und Fisch. Als solche verwendet erweicht er das Fleisch, vor allem Lammfleisch. Die Samenkerne wilder Granatäpfel werden getrocknet und als feines, süßsaures und zugleich herbes Gewürz für Gemüse und Hülsenfrüchte verwendet. Zum Verfeinern von Speisen gilt die Granatapfel-Paste in Persien, Asien und auch im Mittelmeerraum als „das Würzmittel" schlechthin. In Persien beispielsweise wird die Granatapfel-Paste wie Ketchup für viele Speisen als Würzmittel verwendet, und auch in Indien mit den vielen Varianten an Saucen wird der Granatapfel umfangreich in die Gerichte eingebaut. Der süß-säuerliche Geschmack liegt absolut im Trend und wird langsam auch in unseren Breiten immer bekannter.

In jedem Fall lässt sich der Granatapfel mit wenigen Handgriffen in der Küche sehr kreativ verwenden, seine roten Fruchtkerne können über Reisgerichte, Salate und Beilagen gestreut werden und setzen damit dekorative Akzente. Aber auch jedes Frühstücksmüsli und jede Hauptspeise wird durch seine Fruchtkerne oder den Saft geschmacklich und optisch bereichert.

Je nach Herkunftsland kann sich der Granatapfel optisch unterscheiden, wichtig für einen genussvollen Verzehr ist, dass die Frucht reif ist. Dies lässt sich allerdings nicht am Geruch feststellen. Im Gegensatz zu herkömmlichem Obst, wo ein schönes Äußeres auf einen schmackhaften, reifen Inhalt

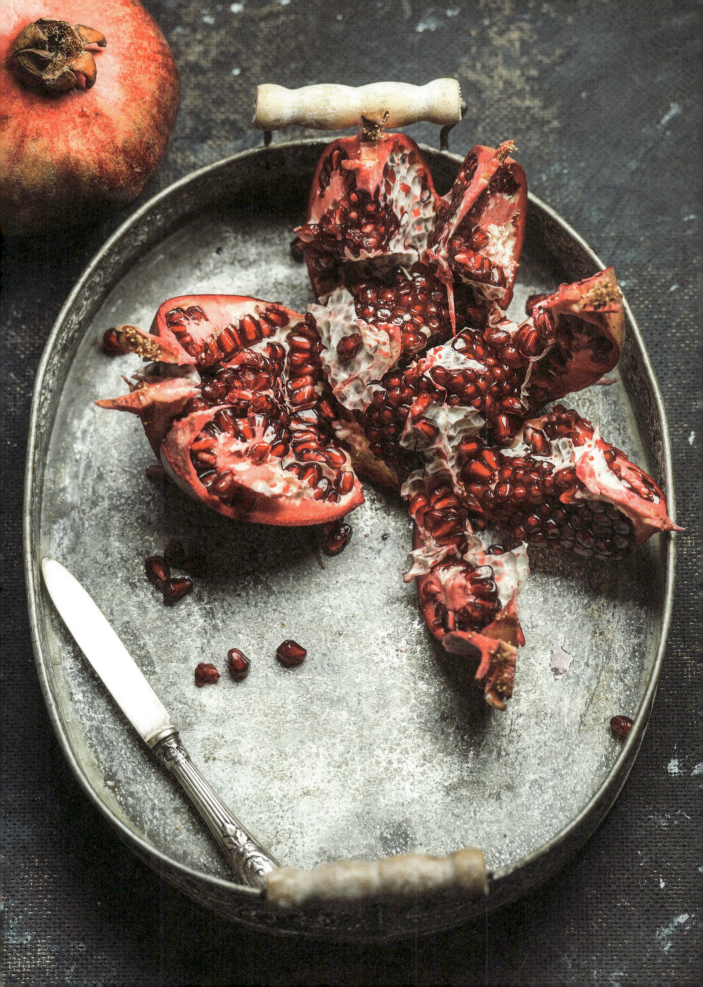

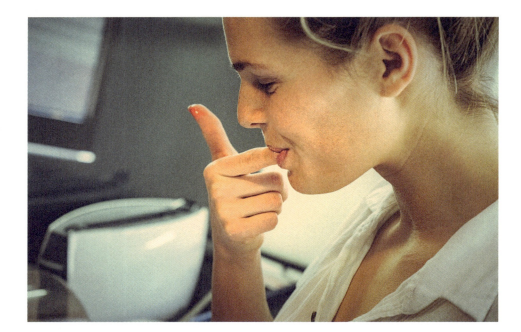

Desserts, Getränke und Hauptspeisen werden durch die leuchtend roten Fruchtperlen des Granatapfels geschmacklich und optisch verfeinert. Das Einsatzgebiet lässt Spielraum für jede erdenkliche Kreativität und Experimentierfreude.

schließen lässt, zeigt sich die gereifte Granatapfelfrucht oft mit einer unschönen, ledrigen Haut. Sie weist oft kleine Dellen und einen vertrockneten Blütenansatz auf und ist eher hart, beinahe schon holzig. Weiche und verfärbte Stellen deuten jedenfalls auf ein fauliges Innenleben hin.

Verwendet werden in der Küche lediglich die roten Fruchtkerne, die weißen Samentrennwände sind restlos zu entfernen, da sie bitter schmecken.

Das Öffnen kann eine Herausforderung sein, mit etwas Übung und der richtigen Methode gelingt es jedoch leicht, an die roten Fruchtkerne im Inneren zu kommen. Da der Granatapfelsaft hartnäckige Flecken hinterlässt, empfiehlt sich eine gewisse Vorbereitung. Mit einer nicht saugfähigen Arbeitsunterlage, einem scharfen Messer und einem größeren Gefäß gelingt die Entkernung auch ohne Flecken zu hinterlassen.

Im ersten Schritt werden die obere und die untere Kappe einfach mit dem Messer abgeschnitten. Der nächste Schritt ist, die Haut seitlich – wie beim Schälen einer Orange – an fühlbaren Kanten leicht einzuritzen (nicht tief einschneiden, damit kein Saft austritt). Danach beide Teile sanft aufbrechen, die Fruchthälfte mit der Schnittfläche nach unten in eine Handfläche legen und auf der Rückseite die roten Fruchtkerne mit einem Löffel einfach über einer Schüssel „ausklopfen" und von den weißen Lamellen reinigen.

Das Ergebnis lohnt auf alle Fälle den etwas aufwändigen Prozess. Genießen Sie die süßlich schmeckenden Fruchtperlen einfach pur oder verarbeiten Sie diese zu weiteren kulinarischen Genüssen weiter.

Die optische und geschmackliche Superfrucht wird heute in der internationalen und vor allem in der Gourmet-Küche vielseitig genutzt. Die folgenden Rezepte sollen einen Überblick über die Herkunftsländer und deren landestypische Gerichte geben und Lust zum Nachkochen machen.

GETRÄNKE

Der Granatapfel ist bei Getränken (mit und ohne Alkohol) eine hervorragende Zutat für kreative Erfrischungen. Ein Glas Granatapfelsaft mit Wasser und Zitronensaft gemischt ergibt ein erfrischendes Getränk mit doppelter Wirkung - als Durstlöscher und Energydrink.

Auch bei Smoothies sind der Fantasie keine Grenzen gesetzt. Der Granatapfel (Kerne oder Saft) kann mit allen Früchten, am besten mit saisonalem Obst, gemixt werden. Auch zu grünen Smoothies können die Fruchtkerne des Granatapfels verarbeitet werden. Allerdings ergibt der Mix der roten Kerne mit dem Blattgrün eine leicht bräunliche Färbung, die nicht immer sehr appetitlich aussieht. Übrigens kann bei biologischen Früchten durchaus die gesamte Frucht verwendet werden, also auch die Schale und - bei Kernobst (Äpfel, Birnen, etc.) - auch die Kerne.

Die zerkleinerten Zutaten in einem guten Mixer einige Minuten mixen, damit sich die Granatapfelkerne gut zerteilen. Wenn das nicht so gut klappt, was vor allem bei nicht so starken Mixern der Fall sein kann, am besten den Granatapfel auspressen und nur den Saft verwenden.

In den Herkunftsländern des Granatapfels gibt es eine Vielzahl traditioneller Granatapfelgerichte. Auch in der Gourmet-Küche wird er aufgrund seiner vielfältigen Einsatzmöglichkeiten sehr geschätzt.

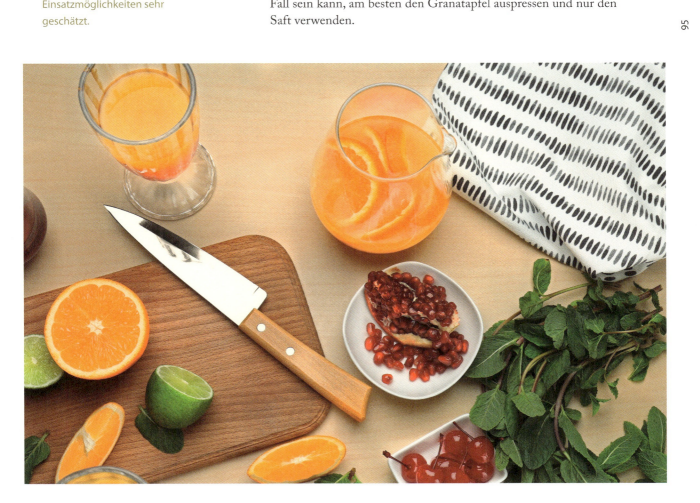

DAS RICHTIGE ENTKERNEN …

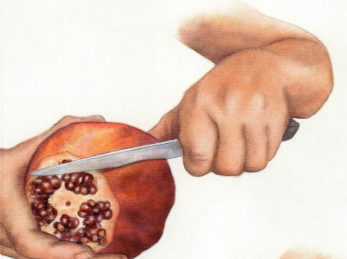

01.

Schale oben und unten kreisförmig und danach links und rechts längs, von Kreislinie zu Kreislinie anschneiden (siehe Abb.). Nicht tief einschneiden, keine Kerne verletzen.

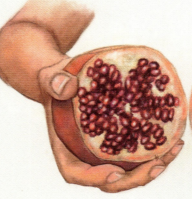
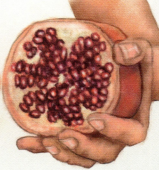

02.

Kreisförmigen „Deckel" abheben. Über einem Gefäß (Schüssel, etc.) den Granatapfel in zwei Hälften brechen.

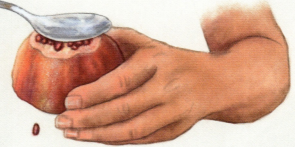

03.

Fruchthälfte nach unten richten. Kerne durch Klopfen auf die Schale (mit Löffel) herauslösen. Festsitzende Kerne, ohne Zerdrücken, vorsichtig abstreifen. Die Granatapfelkerne nicht mit Wasser in Berührung bringen.

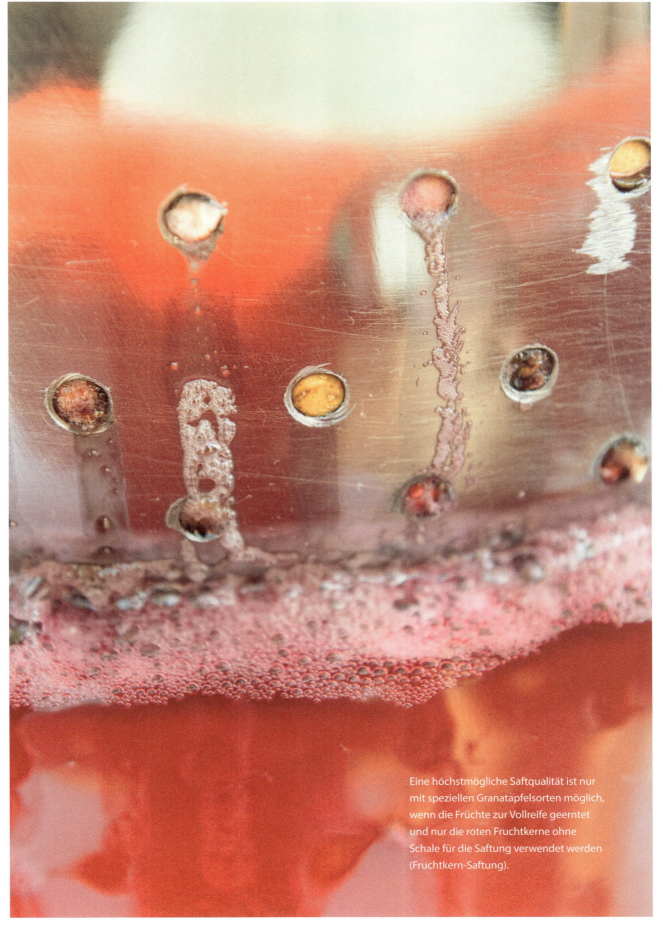

Eine höchstmögliche Saftqualität ist nur mit speziellen Granatapfelsorten möglich, wenn die Früchte zur Vollreife geerntet und nur die roten Fruchtkerne ohne Schale für die Saftung verwendet werden (Fruchtkern-Saftung).

Grüner Smoothie
mit Granatapfel

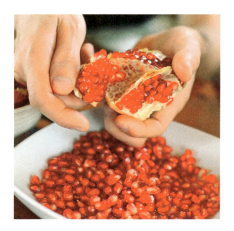

100 g Babyspinat
125 g Blattsalat
2 kleine Birnen
1 großer Apfel
½ bis 1 Granatapfel (gepresster Saft)
2 Datteln
2 EL Zitronensaft
650 ml Wasser

Zubereitung

Alle Zutaten im Mixer bis zur gewünschten
Konsistenz pürieren und am besten sofort servieren.

Granatapfel-Smoothie
mit Kokosmilch

½ Granatapfel
1 Banane
eine Handvoll frischer Beeren
(Himbeeren, Erdbeeren)
½ Apfel
250 ml Kokosmilch

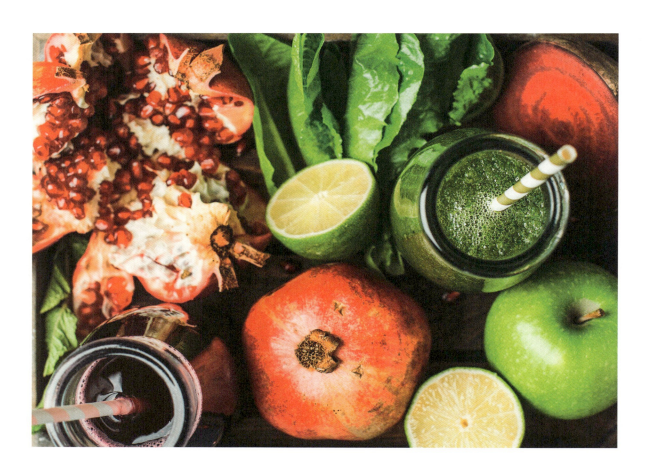

Der wohl bekannteste Cocktail und ein Muss in jeder Bar – der Tequila Sunrise.

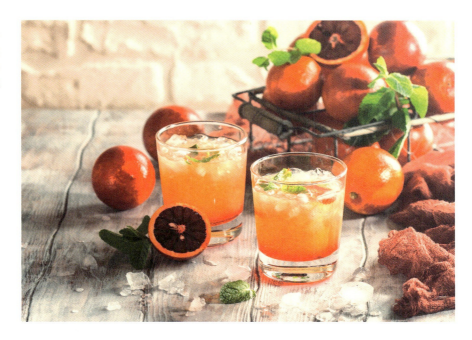

Tequila Sunrise

DER KLASSIKER

4 cl Tequila, weiß
15 cl Orangensaft
1 cl Grenadine
Eis

Zubereitung

Die Eiswürfel in ein hohes Glas geben, den Tequila und anschließend den Orangensaft einfüllen. Zum Schluss kommt der Schuss Grenadine-Sirup dazu - nur so viel umrühren, dass man den „Sunrise" (Sonnenaufgang) im Glas erkennen kann.

Sex on the Beach

EIN FRUCHTIGER, LEICHT SÜSSER LONGDRINK

Dieser Cocktail muss einfach sein. Auch der deutsche Philosoph Wilhelm Schmid antwortete angeblich auf die Frage, welchen letzten Drink er vor seinem Tod gerne trinken würde: „Sex on the Beach".

4 cl Wodka
2 cl Pfirsichlikör
2 cl Zitronensaft
1 cl Grenadine
4 cl Orangensaft
2 cl Ananassaft
Eiswürfel

Zubereitung

Alle Zutaten mit Eis in einem Shaker kräftig mixen, in ein Longdrinkglas mit Eiswürfeln gießen und mit Ananas oder Orange dekorieren.

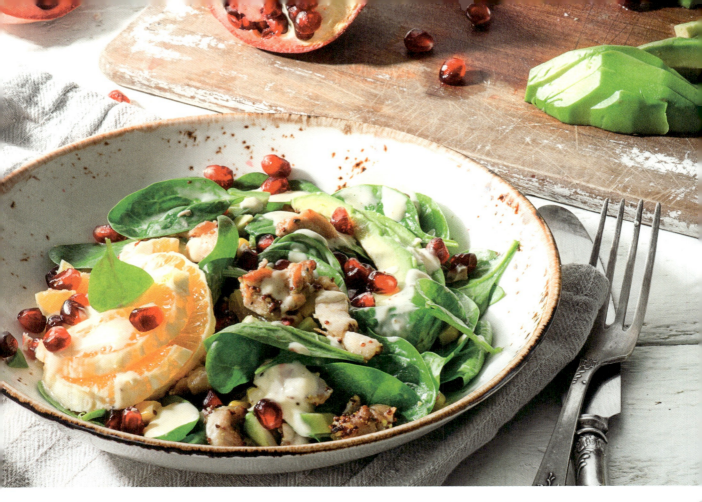

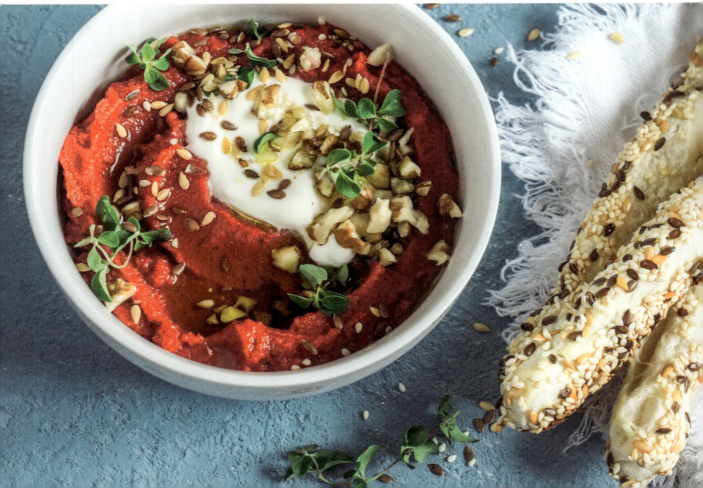

Zubereitung

Den Granatapfel waagrecht halbieren, von einer Hälfte die Fruchtkerne herauslösen, die andere Hälfte mit der Zitronenpresse auspressen, beiseite stellen. Granatapfelessig, Granatapfel-Essenz, Olivenöl, Senf und Salz gut vermischen, je nach Bedarf den Granatapfelsaft beimengen, zum Schluss die Fruchtkerne des Granatapfels untermischen oder die Kerne als Dekoration über den Salat streuen.

Passt zu allen Blattsalaten und als Verfeinerung für Ziegen- oder Schafkäse.

Anmerkung: Die Granatapfel-Essenz hat zum Unterschied zu einem Sirup keinen Zuckerzusatz, sondern der Saft wird in einem langsamen Verarbeitungsprozess einreduziert.

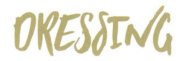

Granatapfel-Dressing

2–3 PORTIONEN

1 Granatapfel
5 EL Granatapfelessig
Salz
4 EL Granatapfel-Essenz
½ TL Senf
4 EL Olivenöl

SAUCE

Granatapfel-Sauce

2–3 PORTIONEN

1 Granatapfel (frische Frucht)
150 g Frischkäse
100 g Créme fraîche
2 EL Walnussöl (oder Olivenöl)
Salz, Pfeffer
Prise Zucker

Zubereitung

Den Granatapfel öffnen und die Fruchtkerne pürieren, durch ein Sieb streichen. Frischkäse, Créme fraîche und Walnussöl glatt rühren und mit dem Granatapfelpüree mischen. Mit Salz, Pfeffer, Zucker abschmecken. Passt zu allen Fleischgerichten, auch als Dip.

ᏚႮᏢᏢᎬ

Linsensuppe mit Granatapfel

4 Personen

- 1 Granatapfel (frische Frucht)
- 1 Zwiebel
- Öl
- 150 g rote Linsen
- ½ TL Currypulver
- 450 ml Gemüsebrühe
- 350 ml Granatapfelsaft aus der Flasche
- Salz, Pfeffer
- frische Petersilie
- 2 EL Créme fraîche

Zubereitung

Granatapfel waagrecht halbieren, von einer Hälfte die Kerne herauslösen, die andere Hälfte mit der Zitronenpresse auspressen. Kerne und Saft beiseite stellen. Die Zwiebel fein hacken und in Öl glasig dünsten. Linsen in kaltem Wasser abspülen, kurz mitdünsten, Currypulver zugeben und anschließend mit Gemüsebrühe, dem Granatapfelsaft aus der Flasche und dem frisch gepressten Granatapfelsaft aufgießen, fein gehackte Petersilie dazugeben und zugedeckt circa 15 Minuten köcheln lassen, immer wieder umrühren.

Mit dem Pürierstab fein pürieren, mit Salz und Pfeffer abschmecken. Mit Granatapfelkernen und Créme fraîche dekorieren. Für die vegane Variante Créme fraîche einfach weglassen.

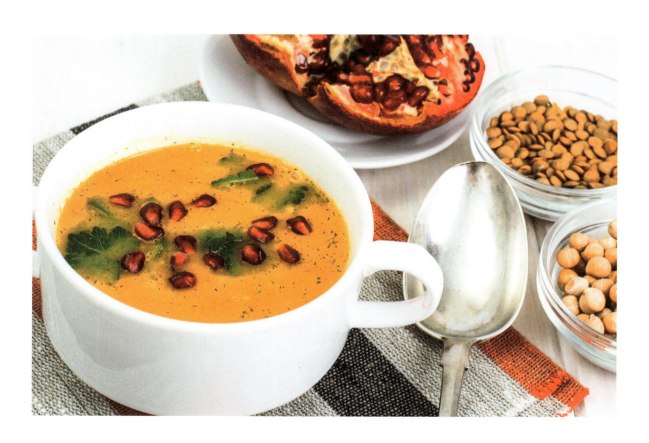

SALAT

Pflücksalat mit Feta-Käse, Granatapfel und Mandarinen

4 PERSONEN

400 g Pflücksalat gemischt
150 g Feta-Käse
1 Granatapfel
Mandarinenspalten (Dose oder frisch)
1 EL Olivenöl
Balsamico-Essig
Salz

Zubereitung

Den Feta-Käse in Stücke schneiden und den Granatapfel vorsichtig entkernen. Den Pflücksalat waschen, mit dem Käse und den Fruchtkernen des Granatapfels in eine Schüssel geben.

Mit dem Olivenöl, dem Essig und Salz nach Geschmack eine Marinade rühren und, wenn nötig, etwas Wasser beifügen. Die Marinade vorsichtig unter den Salat heben, den Salat auf den Tellern anrichten, mit Granatapfel-Fruchtkernen bestreuen, mit Mandarinenspalten garnieren und sofort servieren.

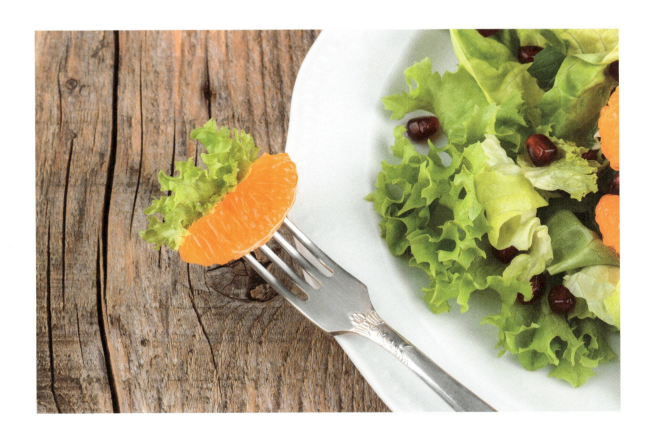

BOSNIEN-HERZEGOWINA

Die Kultur der gesamten Balkan-Region reicht bis in die Antike zurück, heute zeigt sich die Vielfalt von Bosnien-Herzegowina in einer Mischung aus christlichen und muslimischen Einflüssen. Über die Grenzen hinaus bekannt sind die Musik- und Filmfestivals, eine beeindruckende Natur, vor allem die drei Nationalparks. Auch die vielfältige Architektur, die bis inspätantike und früh-christliche Epochen zurückreicht, kann sich sehen lassen, viele Bauwerke zählen zum Weltkulturerbe. In der Kulinarik bietet die Vermischung der unterschiedlichen kulturellen Elemente eine abwechslungsreiche Speisekarte.

Risotto mit Granatapfel

FÜR 2 PERSONEN

100 g Risottoreis
1 Zwiebel, in kleine Würfel geschnitten
1 Bund Schnittlauch, fein geschnitten
1 Granatapfel
Salz
Pfeffer
etwas geriebener Parmesan
25 g Butter
200 ml Gemüsefond oder Wasser
1/8 l Weißwein

Zubereitung

Die Zwiebel in Butter anschwitzen, den Risottoreis dazu geben und mit anschwitzen. Mit Weißwein ablöschen, mit Fond aufgießen und circa 20 Minuten unter ständigem Rühren köcheln lassen, wenn nötig, zwischendurch mit etwas Fond aufgießen, um die typische Risotto-Konsistenz zu erhalten.

In der Zwischenzeit den Granatapfel halbieren und die Kerne herausnehmen.

Wenn das Risotto fertig ist, etwas Parmesan dazugeben, mit Salz und Pfeffer würzen und gut vermengen. Die Granatapfel-Kerne und den Schnittlauch unterheben und anrichten.

Empfohlen von Prof. Ahmed Džubur,
der nicht nur in der Universität, sondern
auch als Hobbykoch überzeugt.

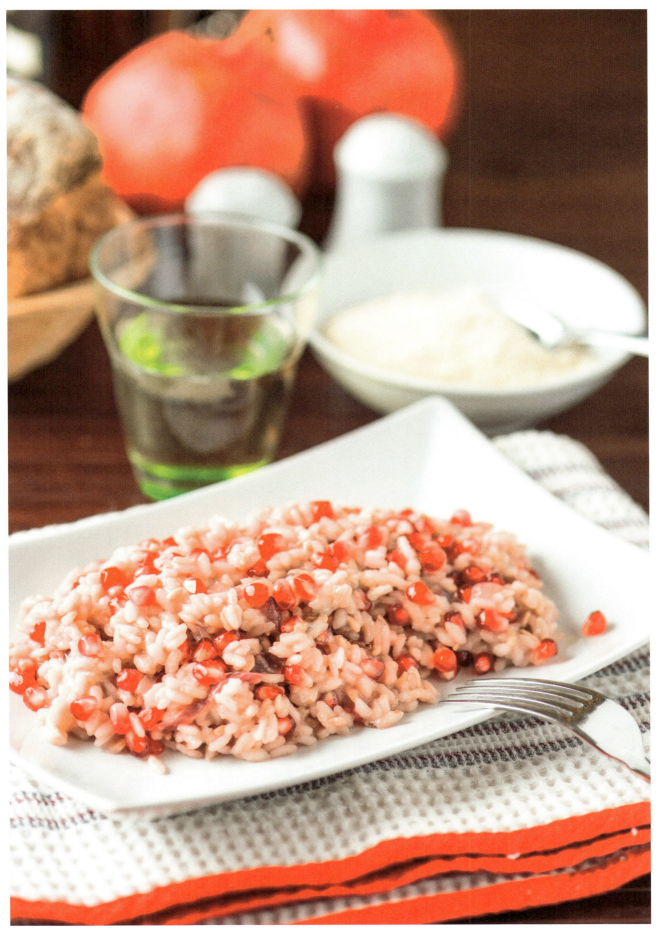

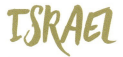

ISRAEL

Ursprünglich stammt die israelische (jüdische) Küche aus Vorderasien, geht auf die Hebräer zurück und ist geschichtlich eng mit der ägyptischen verbunden. Jüdische Speisen sind ebenso beeinflusst von den Ländern, in denen die Juden leben und lebten. Basierend auf der jüdischen Glaubenslehre und der Tora gibt es Speisevorschriften, die einzuhalten sind. Eine große Vielfalt an frischem Obst und Gemüse sowie verschiedene Getreidearten, genannt „dagan", sind ein Merkmal der jüdischen Küche.

Rosh Hashanah Fest: Reisgericht mit Granatapfel

FÜR 2-3 PERSONEN

- 300 g Basmati Reis
- 3 EL Olivenöl
- 600 ml Wasser
- 1 Prise Safran
- 100 g Kürbiskerne
- 150 g Datteln
- 1 Granatapfel
- 1 kleine Dose Pfirsiche
- Meersalz

Zubereitung

1 EL Olivenöl in einen Topf geben und den Basmati Reis kurz anschwitzen. Den Safran und 600 ml Wasser dazugeben. Kurz aufkochen lassen und gut umrühren, etwas salzen. Hitze auf niedrigste Stufe stellen und den Reis abgedeckt circa 15-20 Min. quellen lassen.

In der Zwischenzeit die Kürbiskerne in einer Pfanne ohne Fett anrösten. Die Kerne aus dem Granatapfel auslösen. Die Datteln und Pfirsiche in kleine Stücke schneiden.

Wenn der Reis gar ist, mit einer Gabel auflockern. Dann das restliche Olivenöl mit den Granatapfelkernen zum Reis geben und vermengen. Ebenso die Dattel- und die Pfirsichstücke vorsichtig unterheben. Falls das Reisgericht noch zu trocken ist, etwas Olivenöl dazugeben.

Abgeschmeckt wird mit Meersalz, zum Schluss noch mit Kürbis- und Granatapfelkernen bestreuen.

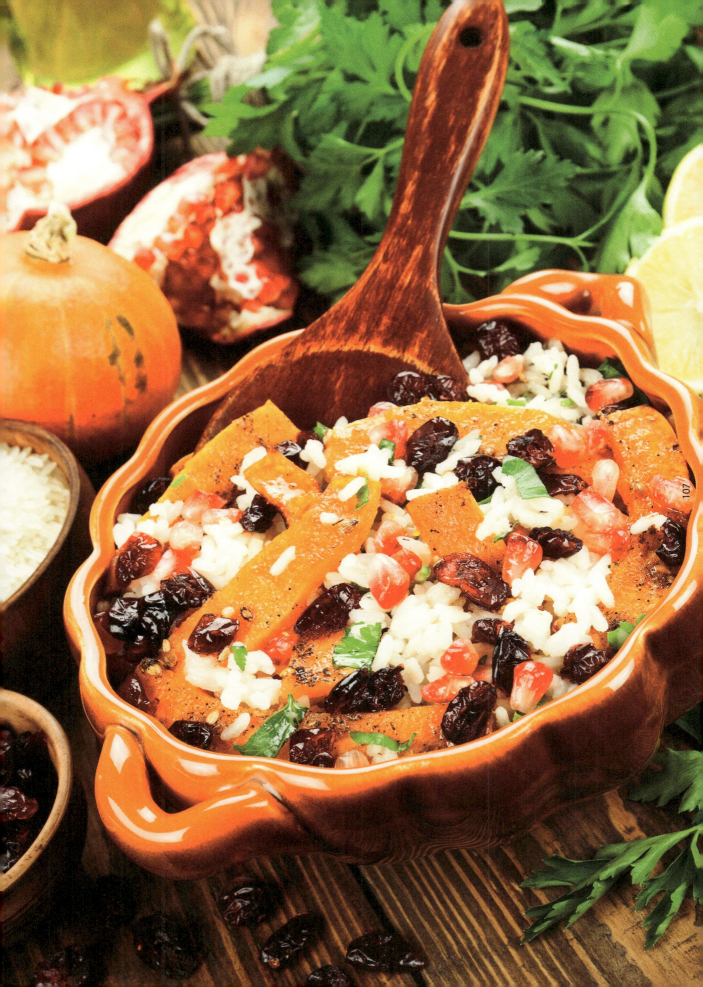

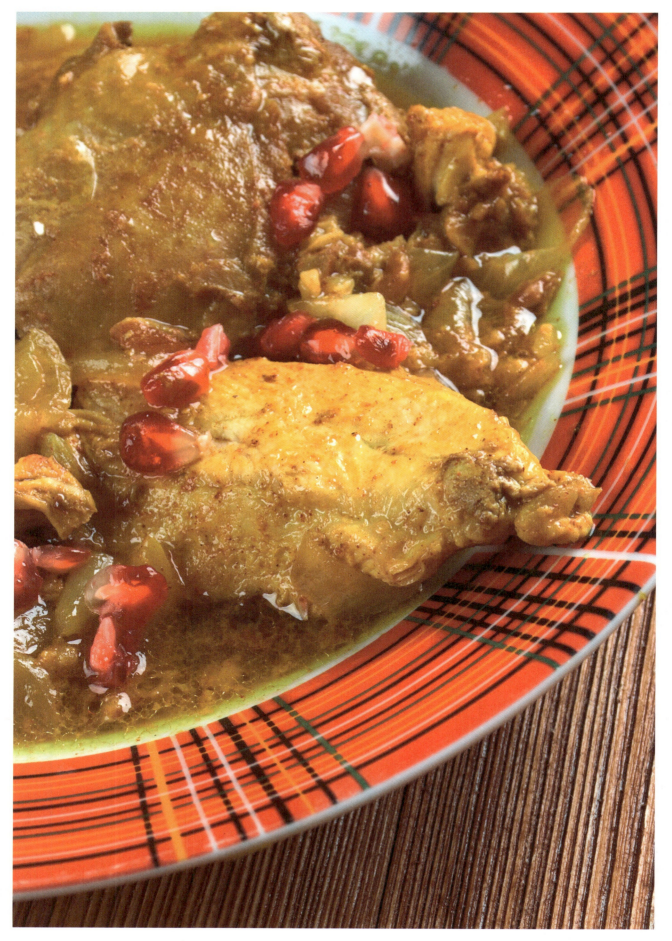

Fesenjan – Hühnergeschnetzeltes mit Walnuss- und Granatapfelsauce

FÜR 4 PERSONEN

- 4 Portionen gekochten Reis (Safranreis) vorbereiten
- 2 EL Butterschmalz
- 1 kg Hähnchenbrustfilets
- 240 g Walnüsse
- 2 Zwiebeln
- 4 ½ Granatäpfel
- ½ TL Safranfäden
- ¼ TL Zimt gemahlen
- 1 Schuss Grenadine (muss nicht sein)
- 1 Schuss Weißwein
- Zitronensaft
- Salz und Pfeffer
- Zucker

Zubereitung

Butterschmalz erhitzen, Hähnchenbrustfilets in Stücke schneiden und rundum gut anbraten, dann in eine feuerfeste Form geben. Das Fett in der Pfanne belassen. Die Hähnchenbrustfilets im Backofen bei 180°C in 20 Minuten fertig garen (dies entfällt, wenn man das Gericht am nächsten Tag aufgewärmt serviert).

Inzwischen die Walnusskerne wie folgt vorbereiten: 1/3 grob hacken, 1/3 mahlen, 1/3 in einer alten Kaffeemühle so lange zerkleinern, bis ein Walnussmus entsteht (wer keine alte Kaffeemühle besitzt, mahlt 2/3 der Nüsse).

Gehackte und gemahlene Nüsse in der Pfanne anrösten, herausnehmen.

Zwiebeln schälen und würfeln, im Fett glasig anbraten. Mit dem Saft von 4 Granatäpfeln (zusammen etwa 400 ml; dazu die Granatäpfel

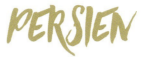

PERSIEN

Duftreis bzw. Basmati Reis ist ein wichtiger Bestandteil der persischen Küche. Serviert wird der Reis mit verschiedenen Gemüse- oder Fleischsaucen. Der süßsaure Geschmack basiert auf Granatapfel- und Limettensaft. Die Grundwürze besteht aus Safran und Kurkuma. Dazu wird häufig „Advieh", eine persische Gewürzmischung bestehend aus Rosenblättern, Kardamom, Zimt und Kumin, verwendet, die u.a. z.B. mit Muskat, Sesam, Ingwer usw. ergänzt werden kann.

Fesenjan ist ein klassisches persisches Gericht und heißt übersetzt „Genieße, und du wirst leben". Es schmeckt am besten, wenn man es am Vortag zubereitet. Das ist sehr praktisch, wenn man Gäste erwartet und die Speise dann nur vor dem Servieren aufwärmen muss.

wie Orangen auspressen) ablöschen, Nüsse und Walnussmus dazugeben, salzen und pfeffern. Den halben Granatapfel entkernen (für die Garnierung aufheben).

Safran mit etwas Zucker mischen und im Mörser zermahlen. Mit einem Schuss Weißwein (zur Not mit Wasser) verrühren, ziehen lassen. Nach 10 Minuten unter die Sauce mischen und auch den Zimt unterrühren.

20 Minuten einkochen lassen, gegebenenfalls mit Wasser verdünnen, mit Zitronensaft und evtl. etwas Granatapfelsirup (Grenadine) abschmecken, dann die Sauce über die Hähnchenbrustfiletstücke geben.

Für 45 Minuten bei 180°C abgedeckt in den Ofen geben oder entsprechend länger bei niedrigerer Temperatur.

Portionieren und mit Grantapfelkernen bestreuen, mit Reis servieren, am allerbesten mit Safranreis.

Wenn das Gericht am Vortag zubereitet und am nächsten Tag aufgewärmt wird, kann die Sauce in Ruhe ins Fleisch einziehen und die Speise schmeckt dadurch besser. Gegebenenfalls mit etwas Wasser verdünnen und die Fleischstücke wieder bedecken.

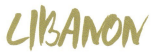

LIBANON

Frisches Gemüse, Obst, getrocknete Hülsenfrüchte, Bulgur (vorgekochter, hydrothermisch behandelter Weizen), Fleisch, Fisch, Huhn, Reis, Nüsse, Oliven, Joghurt und Tahini sind Grundbestandteile der libanesischen Küche. Viele Gerichte sind vegetarisch, wie Humus (Kichererbsenpüree) und Taboulé (würziger Gemüsesalat). Im Laufe der Geschichte wurden das osmanische Reich sowie angrenzende Länder stark von der libanesischen Küche beeinflusst.

Baba Ganoush:
Püree mit Auberginen und Sesampaste
FÜR 4 PERSONEN

3 dünne Auberginen oder eine normal große
2 Zehen Knoblauch, grob gehackt
2 EL Tahini (Sesampaste)
1 gehäufter EL griechischer Joghurt
Saft einer halben Zitrone
1 Prise Salz nach Geschmack
½ Granatapfel, Kerne zum Garnieren
Pfeffer aus der Mühle

Zubereitung

Die Auberginen rundum mit einer Gabel einstechen, dann in eine Auflaufform legen. Den Backofen auf 190°C Umluft oder 210°C Ober- und Unterhitze vorheizen. Die Auberginen circa 1 Stunde im Ofen garen.

Wenn die Auberginen weich sind, aus dem Ofen nehmen und in eine Schüssel geben. Die Schüssel mit Klarsichtfolie bedecken, 15 Minuten stehen lassen. Dann die Auberginen aus der Schüssel nehmen und die Haut abziehen. Stielansätze entfernen und das Fruchtfleisch in grobe Stücke schneiden (4 kleine Stücke zum Garnieren aufheben).

Das Auberginenfruchtfleisch zusammen mit den grob gehackten Knoblauchzehen, Tahini, griechischem Joghurt, Zitronensaft, Salz und Pfeffer in ein hohes Gefäß geben. Mit dem Mixstab pürieren. Eventuell noch mit Salz, Pfeffer oder Zitronensaft nachwürzen. Mit Granatapfel- und Sesamkernen bestreuen und mit einem Stück Aubergine belegen.

Klassischerweise wird dazu Fladenbrot serviert, es schmeckt auch sehr gut mit rohen Gemüsesticks (Paprika, Staudensellerie, etc.).

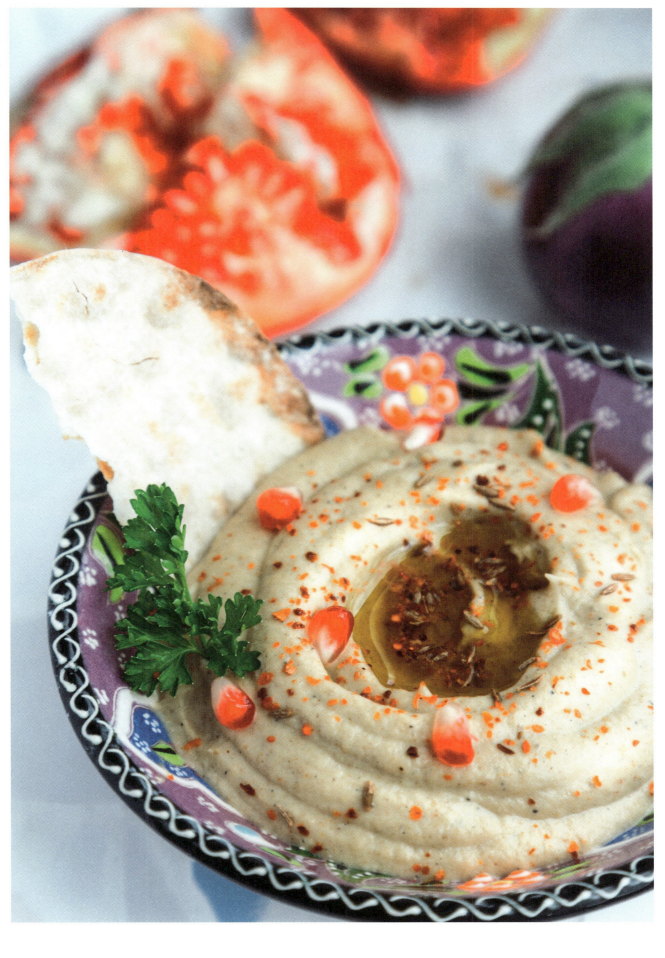

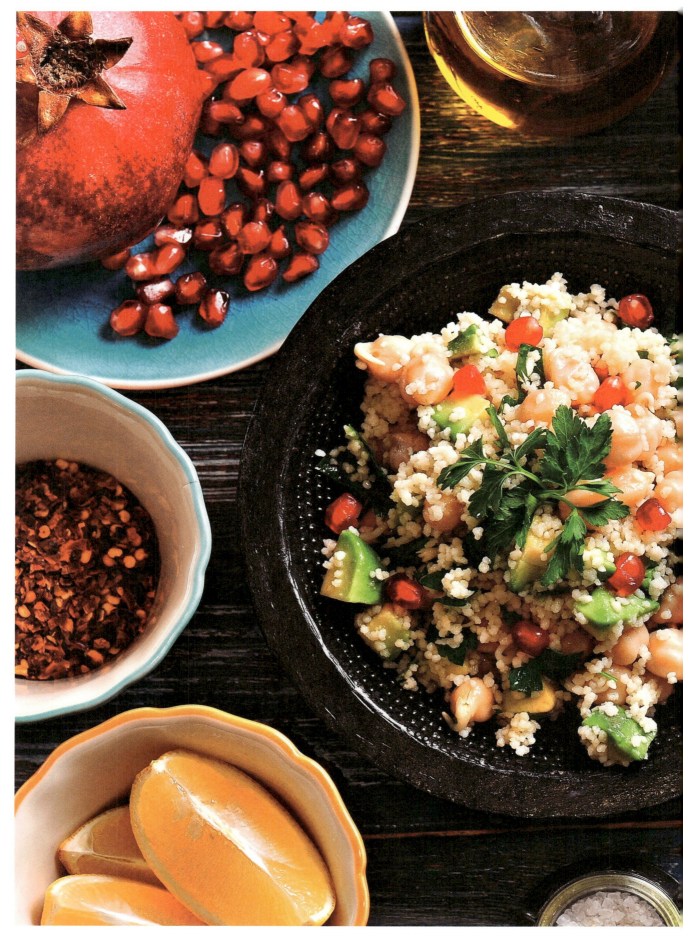

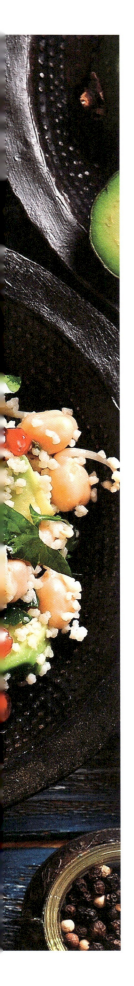

MAROKKO

Größtenteils berberisch und arabisch geprägt ist die marokkanische Küche. Sie wird mit unverwechselbaren orientalischen Gewürzen wie z.B. Kreuzkümmel, Zimt, Muskat und Kurkuma verfeinert. Fische, Meeresfrüchte, Schaf- sowie Lammfleisch, Oliven, Datteln, Mandeln, Couscous, ebenso Gemüse, hier vor allem Kichererbsen, und frisches Obst wie Granatäpfel und Trauben sind als Grundbestandteile der Speisen typisch für dieses Land.

Couscous-Salat mit Kichererbsen, Avocado und Granatapfel

FÜR 2 PERSONEN

100 g Couscous
Je ¼ TL Chilipulver, getrockneter Thymian, getrockneter Ingwer
Je ½ TL Kurkuma, Currypulver, Kreuzkümmel, Paprikapulver
100 ml Wasser
1 Avocado
1 Dose Kichererbsen
200 g Cherrytomaten
½ Salatgurke
1 Handvoll Petersilienblätter
1 Handvoll Granatapfelkerne
1 EL Olivenöl
Saft von 1 Zitrone, Salz & Pfeffer

Zubereitung

Couscous und Gewürze in einer großen Schüssel mischen, 100 ml kochendes Wasser hinzufügen und beiseite stellen. Schale und Kern der Avocado entfernen. Die Gurke längs halbieren und mit Hilfe eines Teelöffels die Kerne entfernen. Die Gurke in Scheiben und die Avocado in kleine Würfel schneiden.

Die Cherrytomaten halbieren, Petersilie hacken und Kichererbsen abgießen. Olivenöl und Zitronensaft zum Couscous hinzufügen, alles gut mischen, mit Salz und Pfeffer abschmecken und mit Granatapfelkernen garnieren.

Den Salat bis zum Servieren in den Kühlschrank stellen. Er schmeckt am besten, nachdem er ein paar Stunden durchgezogen ist, kann aber auch sofort verzehrt werden.

Eine Mischung aus verschiedenen Gewürzen verleiht diesem Couscous-Salat eine herzhaft-scharfe Note, kombiniert mit frischem Gemüse, Kichererbsen, Avocado und Granatapfel.

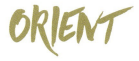

ORIENT

Die orientalische Küche erstreckt sich unter anderem über Teile Nordafrikas, Zentralasiens und die arabischen Länder. Beeinflusst werden auf Grund historischer Begebenheiten ebenso die balkanische sowie die sizilianische Küche. Lamm, Kichererbsen, Linsen, Couscous, Joghurt und Minze sowie frisches Obst und Gemüse gehören zu den typischen Zutaten, wobei vor allem eine überaus große Vielfalt an duftenden Gewürzen den Speisen ein ganz besonderes Aroma verleiht.

Pilaf (Reisgericht) mit Fleisch, Kichererbsen, Knoblauch und Karotten, mit Granatapfel serviert

FÜR 6 PERSONEN

1 kg Lammfleisch
150 ml Öl
500 g Zwiebeln
500 g Karotten
2 Tassen Basmati Reis
1 kl. Dose Kichererbsen
1-2 Knoblauchzehen
50 g Rosinen
½ TL Koriander
1 TL Salz
2 Lorbeerblätter
1 Granatapfel
Salz & Pfeffer aus der Mühle

Zubereitung

Das Fleisch in mundgerechte Stücke, Zwiebeln und Karotten in kleine Stückchen schneiden.

Das Öl in einem Topf erhitzen, bis etwas Rauch aufsteigt. Das Lamm in das rauchend heiße Fett legen und unter Rühren anbraten. Zwiebeln zugeben und glasig braten. Die Karotten beimengen und circa 10 Minuten mitgaren.

Den Reis zugeben – nicht umrühren – 4 Tassen Wasser und das Salz zufügen. Gewürze, Rosinen und die geschälten Knoblauchzehen in den Topf geben.

Sobald das Wasser leicht aufkocht den Herd auf die niedrigste Stufe stellen und zugedeckt 25 Minuten garen. Kichererbsen zugeben und noch 5 Minuten garen lassen.

Den Granatapfel entkernen. Das Reisgericht mit Pfeffer und Salz abschmecken und mit Granatapfelkernen bestreuen, heiß servieren.

Dazu passt ein frischer Tomatensalat ganz wunderbar.

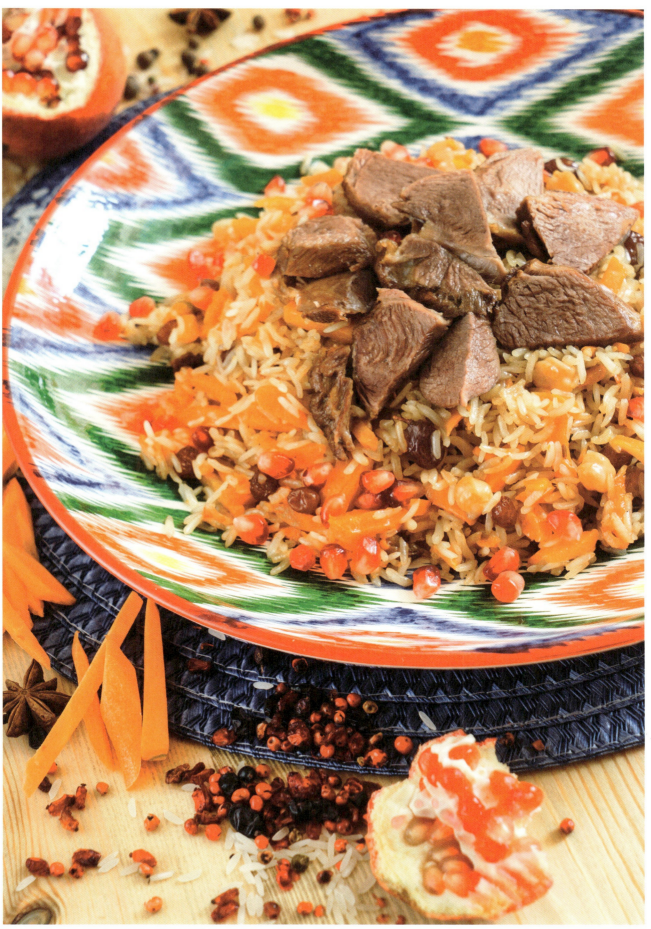

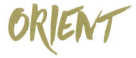

ORIENT

Shish kebab, Pita, mit Granatapfel serviert
FÜR 4 PERSONEN

500 g entbeinte, leicht durchwachsene
Lammkeule oder Lammschulter,
in Stücke geschnitten

2-3 grüne Paprika
2 EL Milch
2 EL Olivenöl, plus etwas mehr zum Einölen
1 große Zwiebel, gerieben
1 EL Tomatenmark
½ TL gemahlener Kreuzkümmel
grobes Meersalz und Pfeffer

warmes Pita-Brot und nach Wunsch
Zitronendip sowie Tzaziki

Zubereitung

Für die Marinade alle Zutaten in einer Schüssel gründlich verrühren.
Die Lammfleischwürfel hineingeben und mit den Händen gut mit der Marinade
mischen. Abgedeckt im Kühlschrank 2 Stunden ziehen lassen. Wenn Sie Holzspieße
verwenden, die Spieße mindestens 1 Stunde in kaltem Wasser einweichen.

Granatapfel entkernen. Eine gusseiserne Grillpfanne auf höchster Stufe erhitzen
oder den Backofen- oder Holzkohlengrill vorheizen. Metallspieße oder eingeweichte
Holzspieße leicht mit Öl bestreichen. Die Lammfleisch- und die Paprikastücke
gleichmäßig darauf verteilen und mit Meersalz bestreuen.

Die Grillpfanne beziehungsweise den Grillrost mit Öl einpinseln. Die Spieße
in die Pfanne beziehungsweise auf den Rost legen und unter häufigem Wenden
sowie weiterem Bestreichen mit der restlichen Marinade 8-10 Minuten grillen, bis
Paprika und Fleisch sich zu schwärzen beginnen. Einen Lammwürfel
aufschneiden, um zu prüfen, ob das Fleisch nach Geschmack gegart ist.

Die Spieße mit einem gefalteten Tuch als Handschutz oben anfassen, das Fleisch mit
einer Gabel vom Spieß ziehen und auf einer Servierplatte mit Granatapfelkernen
bestreut anrichten.

Anschließend mit Pita-Brot und nach Wunsch mit Zitronenspalten
zum Beträufeln sowie Tzaziki servieren.

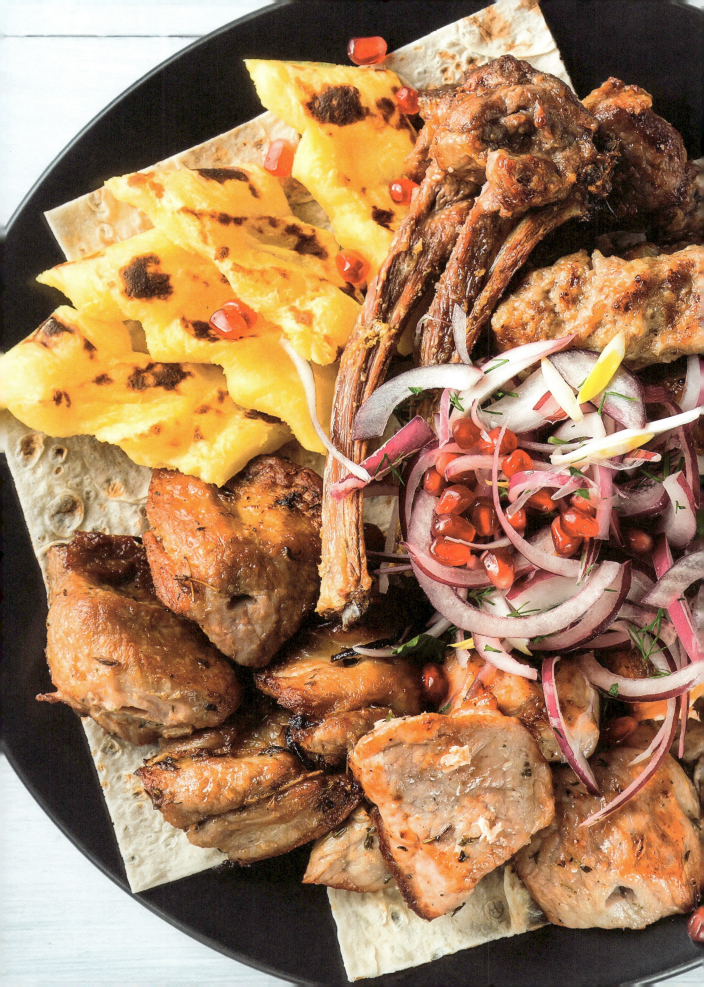

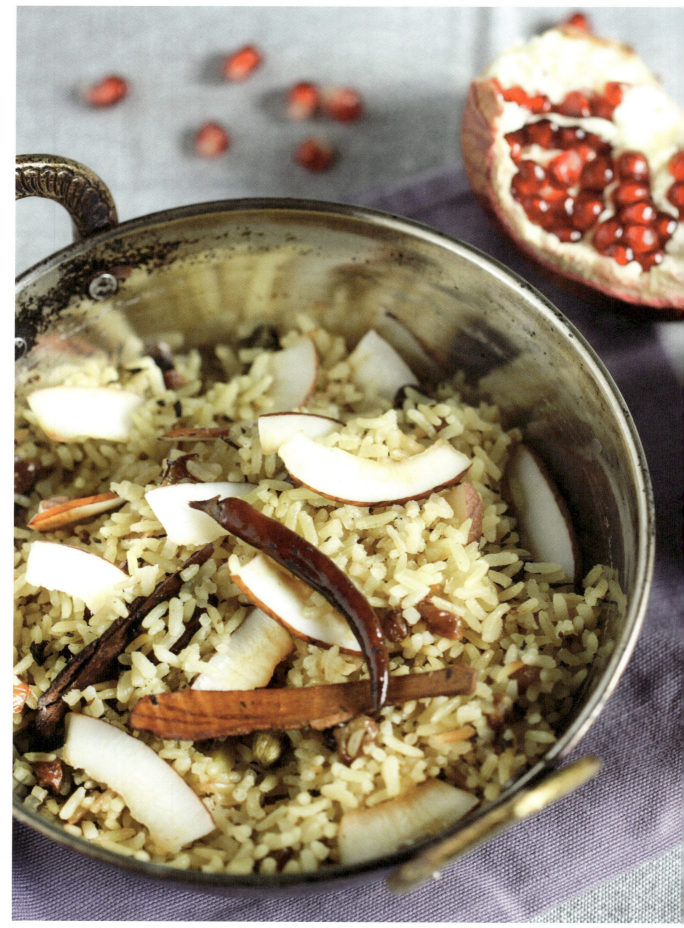

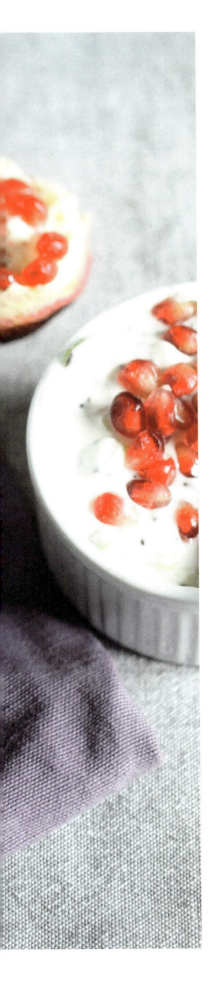

INDIEN

Auf Grund der Religions- und Kulturgeschichte sind verschiedene Kochstile und regionale Gerichte für dieses weitläufige Land unausweichlich. Indien besticht durch die Vielfalt seiner Gewürze und die Verwendung schmackhafter scharfer Saucen. Milch spielt in der indischen Küche eine herausragende Rolle, zumeist in Form von Joghurt, Ghee (indisches Butterfett) und Chena (Käse), ein Frischkäse, der unserem Hüttenkäse ähnelt. Frischmilch findet kaum Verwendung.

Vegetarisches Biryani (Reis) mit Kokosnuss und Granatapfel-Raita

FÜR 2 PERSONEN

275g Basmati Reis
1 TL Öl
1 TL schwarze Senfkörner
4 TL Kokosnussflocken
½ TL Salz
circa 400 ml Wasser

Zubereitung

Den Reis gründlich mit kaltem Wasser waschen, bis das Wasser klar ist. Circa eine halbe Stunde in Wasser einweichen lassen und dann durch ein Sieb gießen und abtropfen lassen.

Öl in einem Topf erhitzen und Senfkörner dazu geben. Kurz braten, bis die Körner knistern. Kokosnussflocken dazugeben und 1 Minute braten.

Reis und Salz in den Topf geben und 1 - 2 Minuten braten. Wasser zum Reis geben und zum Kochen bringen.

Hitze reduzieren und zugedeckt 15 - 20 Minuten kochen (zwischendurch schauen, ob genügend Wasser im Topf ist, und, falls nötig, ruhig noch etwas zugeben).

Warm mit Granatapfel-Raita servieren.

INDIEN

Granatapfel Raita

FÜR 2 PERSONEN

125 g Joghurt
Kerne von 1/4 Granatapfel
½ Salatgurke, etwa 10 cm
½ Lauchzwiebel oder ¼ rote Zwiebel
½ EL Minze, feingehackt
Salz und Pfeffer
Prise Zucker
etwas Kreuzkümmel, gemahlen
wenig Chiliflocken

Zubereitung

Den Joghurt cremig rühren. Die Salatgurke schälen, entkernen, klein würfeln oder raspeln. Die Lauchzwiebel putzen, waschen, in feine Ringe schneiden.

Von den Granatapfelkernen etwas zur Garnitur beiseitelegen, den Rest mit dem Gemüse und den Gewürzen unter den Joghurt mischen.

Abschmecken, jedoch nicht zu scharf, da Raita zur Milderung der Schärfe anderer Speisen dient.

Vegetarisches Biryani wird warm mit Granatapfel Raita serviert.

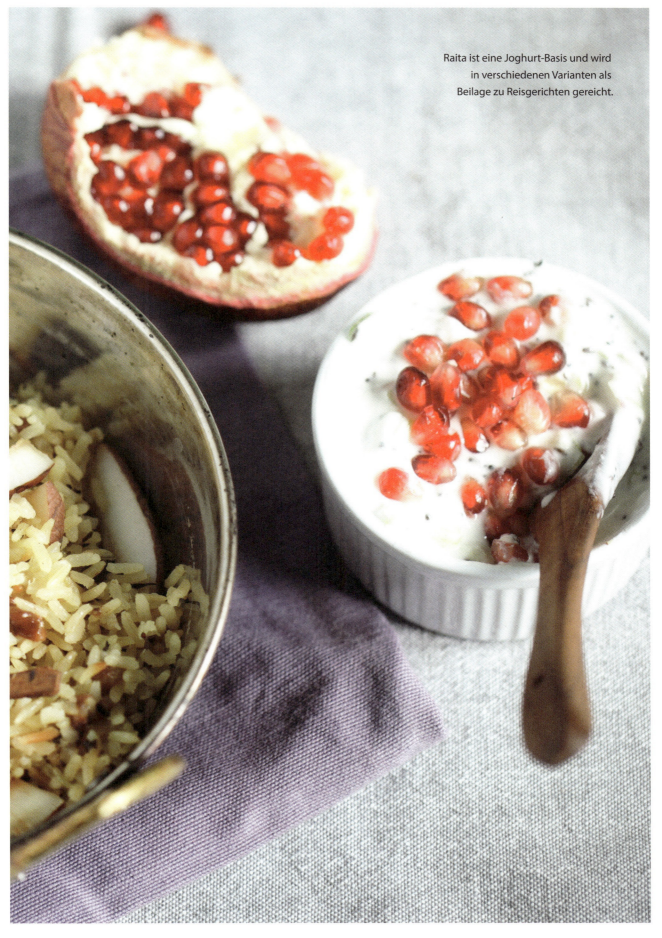

Raita ist eine Joghurt-Basis und wird in verschiedenen Varianten als Beilage zu Reisgerichten gereicht.

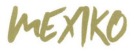

MEXIKO

Auf der vorpräkolumbianischen Zeit und somit auf der Kochkunst der Azteken, Maya, Zapoteken usw. basiert die mexikanische Küche und wird auch von der spanischen, französischen und arabischen Küche beeinflusst. Mais, Bohnen, Auberginen, Tomaten und bei den Gewürzen Chili spielen hier eine große Rolle. Regional gibt es auch hier wesentliche Unterschiede, im Norden Mexikos werden fast zu jeder Speise Tortillas aus Weizen und in Süd-Mexiko Maistortillas gereicht.

Tortilla-Suppe mit Granatapfel

FÜR 2 PERSONEN

2 Hühnerbrüste
1 Dose Tomatenwürfel
1 TL getrocknete Chili
1 TL getrockneter Oregano
1 Bund frischer Koriander
1 Zwiebel
3 Knoblauchzehen
1 Dose Maiskörner
1 Dose Kidneybohnen
1 gelber Paprika
1 Avocado, in dünne Scheiben geschnitten
½ Granatapfel
3 TL Mehl
¾ l Gemüsebrühe
3 EL Olivenöl
Salz, Pfeffer
Tortillachips

Zubereitung

Die Zwiebel und die Knoblauchzehen fein hacken und in einem Topf mit Olivenöl anbraten. Mit etwas Mehl bestäuben und Chilis und Oregano zugeben.
Die Tomatenwürfel, in Streifen geschnittene gelbe Paprika, Maiskörner sowie Kidneybohnen hinzufügen und mit Gemüsebrühe aufgießen.
Die Hühnerbrüste in mundgerechte Stücke schneiden und zur Suppe geben.
Die Suppe 30 min köcheln lassen. Mit Salz und Pfeffer würzen.
Granatapfel entkernen, Avocado in dünne Scheiben schneiden.

Die Suppe mit Avocado, Tortillas und Granatapfelkernen garnieren.

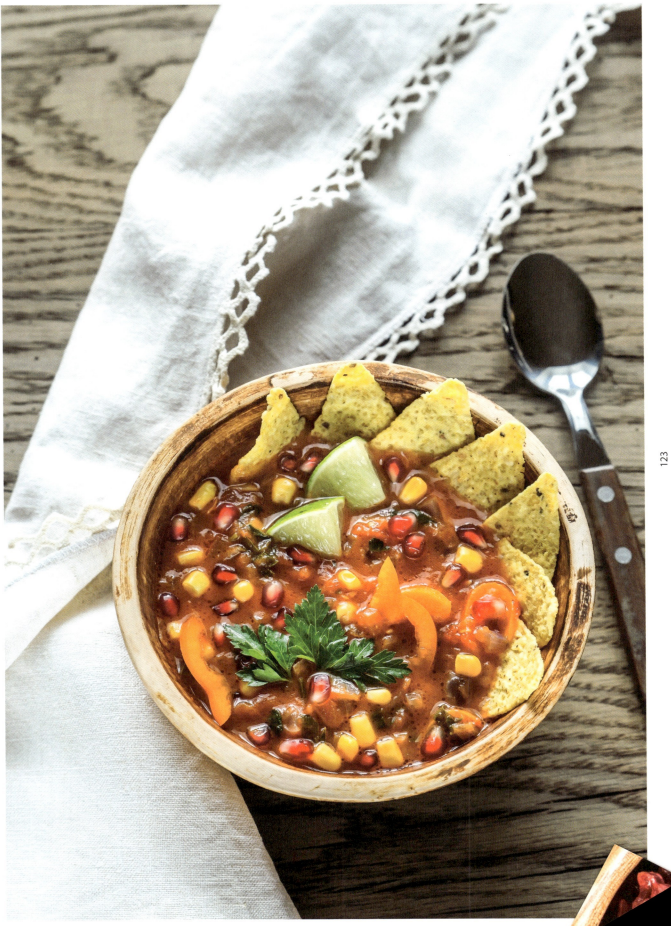

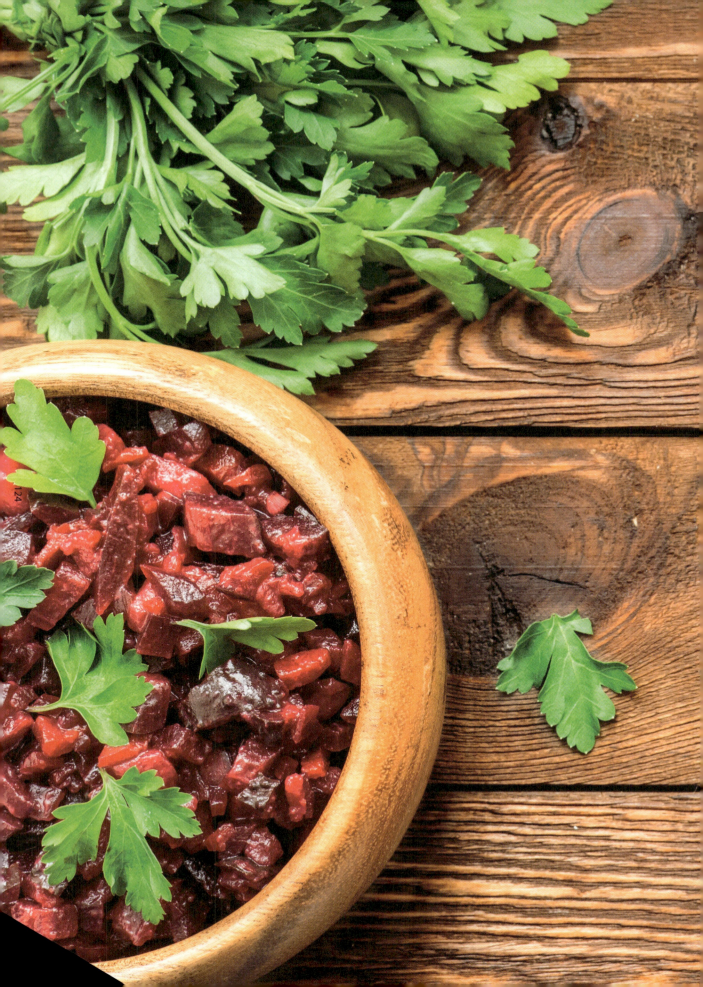

IRAK

Aus den Regionalküchen des Südens und Nordens des Landes setzt sich die irakische Küche zusammen. Das ist zurückzuführen auf das feuchte Klima im Norden mit dem Anbau von Weizen sowie Steinobst und im Süden mit der Zucht von Reis und Datteln. Beispielsweise wird der im Norden übliche Bulgur im Süden durch Reis ersetzt. Unverzichtbar in der irakischen Speisenzubereitung sind Milch und Milcherzeugnisse von Ziegen, Schafen und Kamelen.

Vegetarisches Shorbat Rumman: Rote Beete-Eintopf mit Granatapfel
FÜR 6 PERSONEN

8 Tassen Gemüsebrühe
½ Tasse Erbsen
1 Tasse Zwiebeln, gehackt
3 Stück rote Bete, geschält und gewürfelt, die Blätter hacken
1 Tasse Schalotten, in Scheiben geschnitten
½ Tasse Reis
2 EL Zucker
3 EL Limettensaft
2 EL Granatapfelsirup
½ Granatapfel (Fruchtkerne ausgelöst)
¼ Tasse Koriander, gehackt
½ Tasse Petersilie, gehackt
2 Tassen Spinat, gehackt
Salz nach Geschmack
1 EL frische Minze, ¼ TL Zimt, ¼ TL schwarzer Pfeffer, gemischt zum Garnieren

Zubereitung

Zwiebeln in einer mittelhohen Pfanne im Öl glasig rösten. Erbsen hinzufügen und rühren, damit sie nicht anbrennen. Mit Gemüsebrühe ablöschen und 1 Stunde langsam köcheln lassen. Rote Beete (die Blätter für später aufheben) und Reis hinzufügen und circa 30 Minuten garen.

Nun Schalotten, Zucker, Limettensaft, Granatapfelsirup, eine Prise Salz und die Petersilie hinzufügen und weitere 15 Minuten köcheln lassen. Zum Schluss Spinat und Rübenblätter dazu-geben. Die Hitze herunterschalten und in circa 1-2 Minuten die Rübenblätter weich garen. Die Granatapfelkerne untermengen und nach Geschmack mit Koriander abschmecken und garniert servieren. Je nach Belieben kann mit mehr Flüssigkeit auch eine Suppe zubereitet werden.

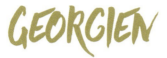

GEORGIEN

Georgiens Küche zeichnet sich durch ihre regionale Vielfalt aus, in der Fleisch eine überaus große Bedeutung hat. Vor allem sind Schwein, Rind und Hammel sehr beliebt, aber auch Hirsche, Kaninchen und Hasen, Bergziegen, Fasane und Wachteln werden gerne serviert. Regionale Vorlieben sind beispielsweise im Westen Schweinefleisch, im Osten Rind- bzw. Lammfleisch.

Satsivi: Huhn-Eintopf mit Walnusssauce und Granatapfel

FÜR 4 PERSONEN

2 TL Olivenöl
4 Hähnchenbruststücke ohne Knochen
½ Tasse gehackte Zwiebel
1 Zehe Knoblauch, fein gehackt
½ Tasse gehackte Walnüsse
2 EL Mehl
½ TL Zimt
1 Prise Paprika
400 ml Hühnerbrühe
½ Tasse gehackte Petersilie
1 Esslöffel Weißwein-Essig
Salz und Pfeffer
1 Granatapfel
2 Tassen gekochter Reis

Zubereitung

Das Öl in einer Pfanne erhitzen, die Hühnerbrüste circa 3-5 Minuten pro Seite langsam anbraten, wenn sie rundum gleichmäßig gebräunt sind, herausnehmen.

Zwiebeln und Knoblauch in die Pfanne geben, 2 Minuten köcheln lassen. Walnüsse hinzufügen, 1 Minute kochen lassen. Mehl, Zimt, und Paprika unter ständigem Rühren beimengen. Brühe einrühren und gut durchmischen.

Das Huhn wieder in die Pfanne geben und 15 Minuten langsam köcheln lassen, bis das Huhn durchgegart und die Sauce eingedickt ist. Petersilie, Salz, Pfeffer und Essig einrühren (etwas Petersilie zurückbehalten).

Gekochten Reis auf dem Gericht verteilen und mit Granatapfelkernen und Petersilie garnieren.

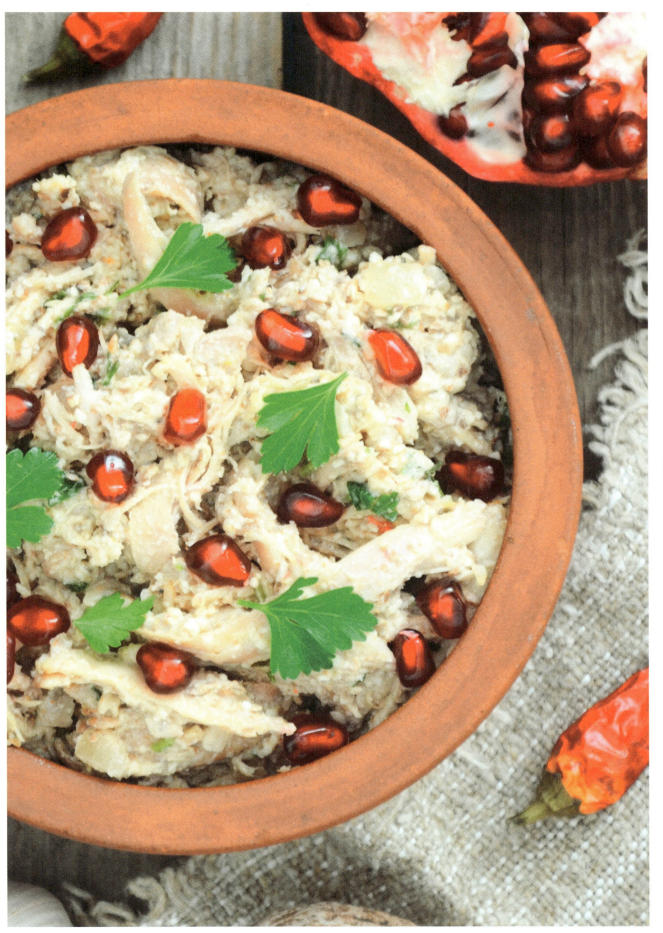

GEORGIEN

Badridzhani: Gefüllte Melanzani

FÜR 4 PERSONEN

- 3 große, frische Melanzani
- Mehl, Salz, Öl
- 350 g Walnüsse, gehackt
- 2 Knoblauchzehen, gehackt
- ½ rote Zwiebel, gehackt
- ½ weiße Zwiebel, gehackt
- 1 TL Paprikapulver, scharf
- ½ TL Kurkuma
- ½ TL Paprika, edelsüß
- ½ Tasse Petersilie, gehackt
- ½ Tasse Koriander, gehackt
- ¼ Tasse Weißweinessig
- 2 EL Wasser
- Kerne von einem halben Granatapfel zum Bestreuen

Zubereitung

Melanzani in Längsscheiben von circa ½ cm Dicke schneiden
(die Randscheiben nicht verwenden). Salz und Mehl vermischen,
die Melanzani darin wälzen.

In einer Pfanne Öl erhitzen, die Melanzani darin braten, bis sie
eine Goldfarbe bekommen (circa 2-3 Minuten von jeder Seite),
mit Küchenpapier überschüssiges Öl aufsaugen.

Granatapfel entkernen, etwas Petersilie klein hacken und zurückbehalten. In der Küchenmaschine alle Zutaten für die Füllung zu
einer homogenen Creme verarbeiten.

Creme auf die Melanzani streichen, die Scheiben einrollen und
mit Granatapfelkernen und gehackter Petersilie bestreuen.

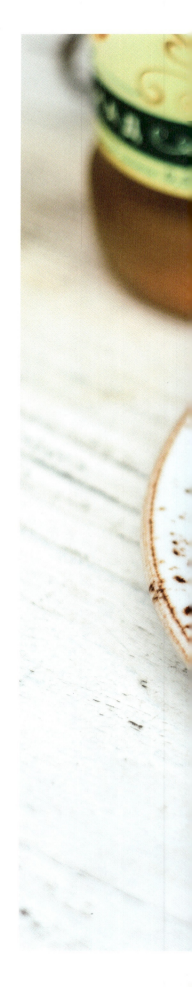

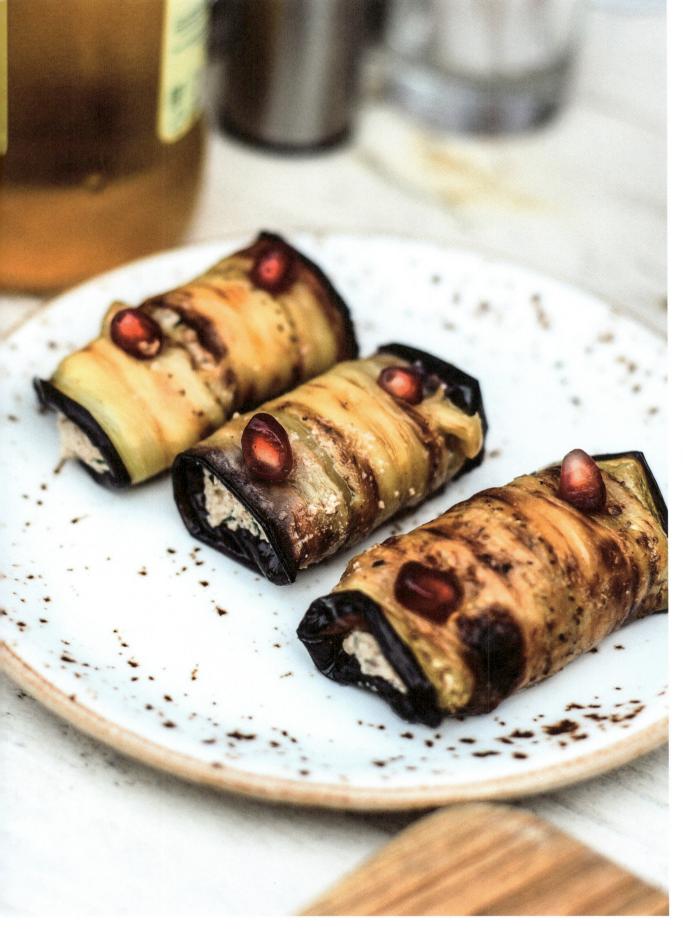

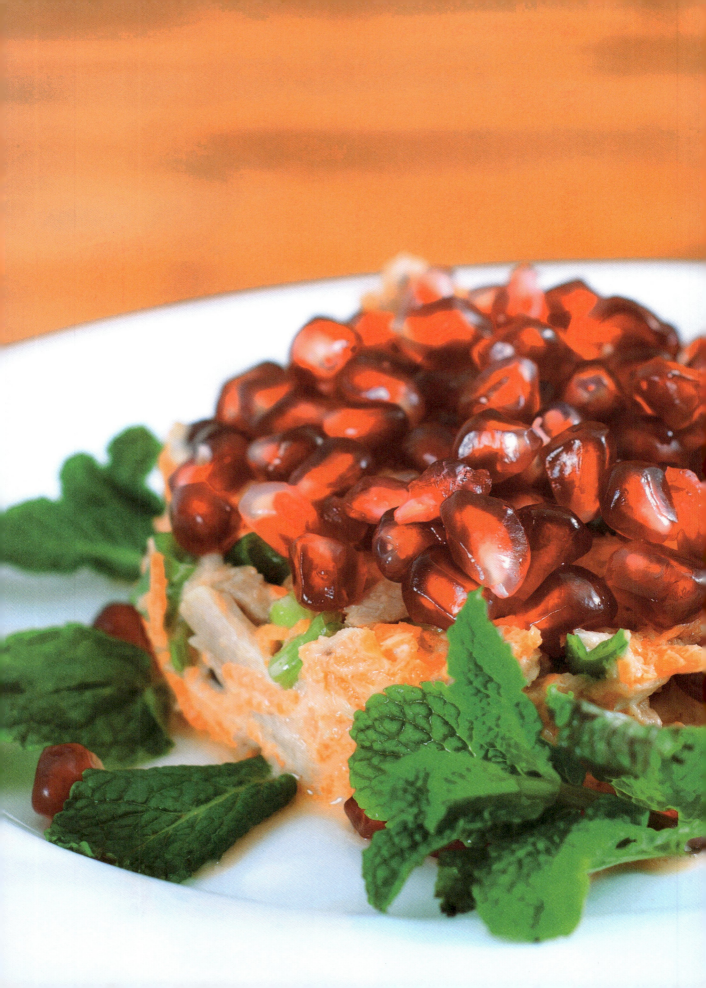

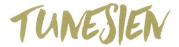

TUNESIEN

Die tunesische Küche wird hinsichtlich der Salate und Suppen oft mit der türkischen verglichen (vor allem von Touristen), ist jedoch von der arabischen Küche geprägt, aber auch italienisch und französisch beeinflusst. Olivenöl, Kräuter und spezielle Gewürze sind aus den traditionell hergestellten Gerichten nicht wegzudenken. Ein kulinarisches Muss ist das warm servierte Fladenbrot.

Hühnerbrust mit Feta-Käse, Granatapfelsauce und Minze

FÜR 2 PERSONEN

2 Hühnerbrustfilets
200 g Feta-Käse
1 EL Olivenöl
170 ml Granatapfelsaft
1/3 Zimtstange
1 EL brauner Zucker (schwach gehäuft)
1/3 EL Speisestärke
1 Granatapfel
Zitrone

Zubereitung

Granatapfelsaft mit der Zimtstange aufkochen. Einen Esslöffel Zucker mit Speisestärke vermischen, mit 3-4 Esslöffel Wasser glatt rühren. Die Mischung in den heißen Saft rühren. Einköcheln lassen, bis die Soße andickt.

Etwas abkühlen lassen. Granatapfel entkernen und die Kerne in die Soße rühren, mit dem restlichen Zucker und etwas Zitronensaft abschmecken, zur Seite stellen.

Die Hühnchenfilets in feine Streifen, Feta in Würfel schneiden.
In Olivenöl die Hühnchenstreifen scharf anbraten, die Feta-Würfel zu den Hühnerstreifen in die Pfanne geben und bei geringer Hitze so lange braten, bis der Feta zu schmelzen beginnt. Auf keinen Fall länger!

Mit einem Schöpfer die Masse auf den Teller legen und vorsichtig flach drücken, die Granatapfelsauce darauf drapieren und rundherum mit Minze garnieren.

Sofort servieren.

GRIECHENLAND

Dieses Rezept wurde uns von **Lyco Lounge,** Bar & Restaurant in Peraia/Thessaloniki, empfohlen

Bereits vor zweitausend Jahren standen Oliven, Wein, Granatäpfel, Feigen und Quitten auf dem Speiseplan der Griechen, das belegen Texte von Homer und Hesiod. Das Land ist insel- und küstenreich, gleichzeitig aber auch zu 80 Prozent gebirgig, sodass neben den vielfältigen Angeboten an Meeresfrüchten und Fischen auch Schaf-, Ziegen- und Rindfleisch zubereitet wird. Die abwechslungsreiche Küche Griechenlands vermittelt das mediterrane Flair von Sonne und Meer.

Mosxari (Rindfleisch) sto fourno me rodi – Rindfleisch im Rohr mit Granatapfelsauce

FÜR 6 PERSONEN

1 kg Rindfleisch (Silverside oder Rump)
2 Zwiebeln
2 Knoblauchzehen
3 EL Olivenöl
2 Gläser Wein
2 Orangen
Kardamom
Essig
Salz und Pfeffer
Kerne von 3 Granatäpfeln

Zubereitung

Granatäpfel entkernen und die Orangen pressen (ein paar Granatapfelkerne und 1 Scheibe von der Orange, in Stücke geschnitten, für die Dekoration aufheben). Das Fleisch in Stücke schneiden, mit dem Öl in einen Topf geben und bei mittlerer Hitze von allen Seiten anbraten.

Die grob geschnittenen Zwiebeln und klein gehackten Knoblauch dazugeben und 2-3 mal wenden. Anschließend Orangensaft, Wein, Kardamom, einen Spritzer Essig, Salz und frisch gemahlenen Pfeffer beimengen. Wasser hinzufügen, bis das Fleisch bedeckt ist.

Den Topf mit dem Fleisch ins Rohr stellen und bei 180 Grad 1½ Stunden garen lassen. Dabei immer nachsehen, ob noch genug Flüssigkeit vorhanden ist, ansonsten mit heißem Wasser auffüllen.

Die Zwiebeln mit der Gabel zerdrücken und der Fleischbrühe die Kerne von 3 Granatäpfeln beifügen und nochmals 15 Minuten langsam auf dem Herd kochen.

Das Gericht von der Herdplatte nehmen, mit Granatapfelkernen und Orangenstücken garnieren. Als Beilage passen Reis oder Kartoffel.

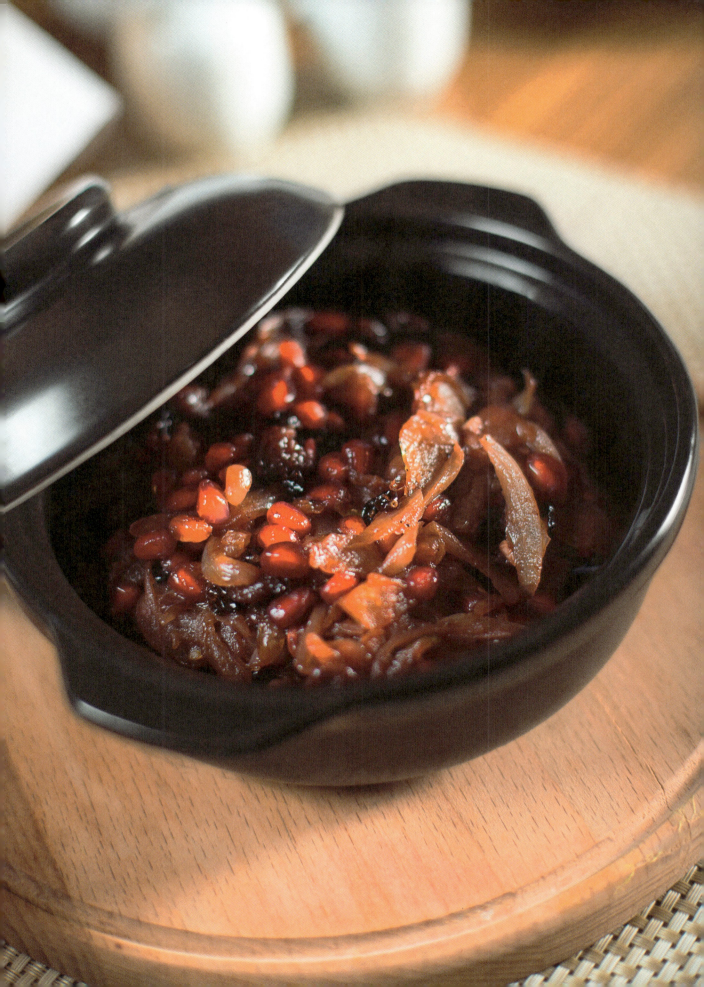

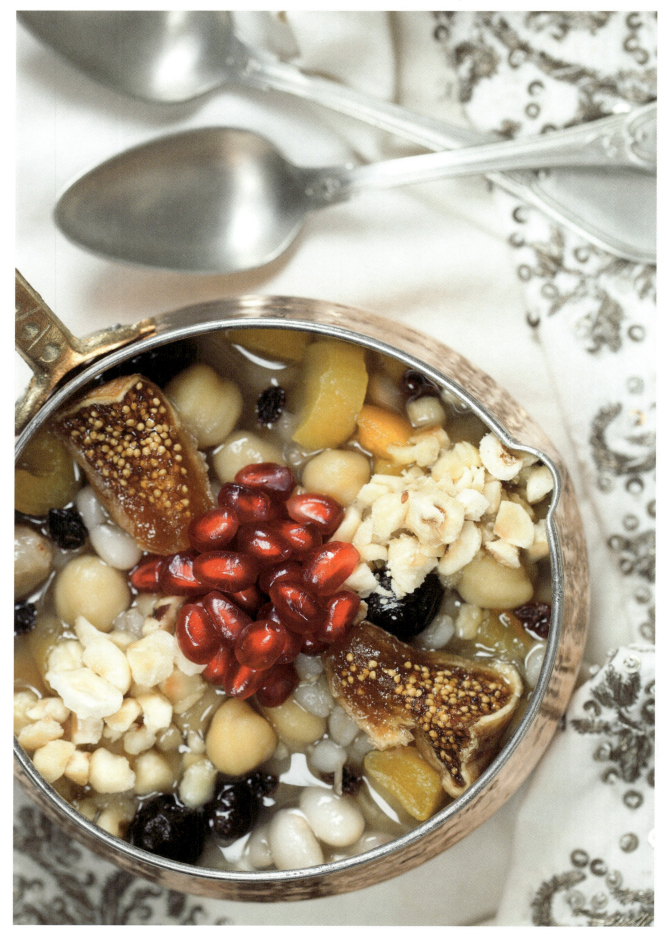

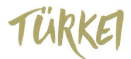

TÜRKEI

Die türkische Küche wurde geschichtlich von vielen Völkern wie z.B. von den Osmanen und Byzantinern beeinflusst. Auf Grund der unterschiedlichen klimatischen Verhältnisse sind auch die regionalen Spezialitäten unterschiedlich. Da die Esskultur eng mit der Religion verbunden ist, gibt es für die muslimische Bevölkerung eigene Vorschriften bei der Vor- und Zubereitung der Speisen zu beachten.

Ashura (Noah's Pudding) mit Granatapfel und Walnuss

FÜR 6 PERSONEN

50 g Kichererbsen, 50 g weiße Bohnen, 140 g Perlgraupen,
(jeweils abgespült und über Nacht in Wasser eingeweicht)
175 g Zucker
1 Prise Salz
175 ml Milch
50 g getrocknete Aprikosen, gehackt
50 g getrocknete Feigen, gehackt
40 g Sultaninen
40 g Korinthen
2 EL abgezogene gehackte Mandeln
2 EL getrocknete Walnüsse
1 EL Pinienkerne
2 EL Rosenwasser
Granatapfelkerne und Zimtstangen zum Garnieren

Zubereitung

Kichererbsen und Bohnen abtropfen lassen und in getrennten Töpfen mit frischem Wasser bedecken. Jeweils 1 Stunde kochen, bis sie gar, aber noch fest sind.

Die Perlgraupen mit dem Einweichwasser in einen großen Topf schütten. 500 ml Wasser zugießen, aufkochen und bei niedriger Hitze 40 -50 Minuten köcheln lassen, bis die Perlgraupen sehr weich sind.

Kichererbsen und Bohnen abtropfen lassen und zu den Perlgraupen geben. 125 ml Wasser zugießen und bei niedriger Hitze ohne Deckel weitere 30

Minuten unter gelegentlichem Rühren kochen, bis die Flüssigkeit verdampft und die Perlgraupen eingedickt sind.

Zucker, Salz und Milch einrühren und weitere 15 Minuten kochen. Dann die Aprikosen, Feigen, Sultaninen, Korinthen und Nüsse zugeben, den Topf vom Herd nehmen und das Rosenwasser einrühren.

Alles in eine große Schüssel füllen und abkühlen lassen. Mit Granatapfelkernen und Zimtstangen garnieren. Bei Zimmertemperatur oder gekühlt servieren.

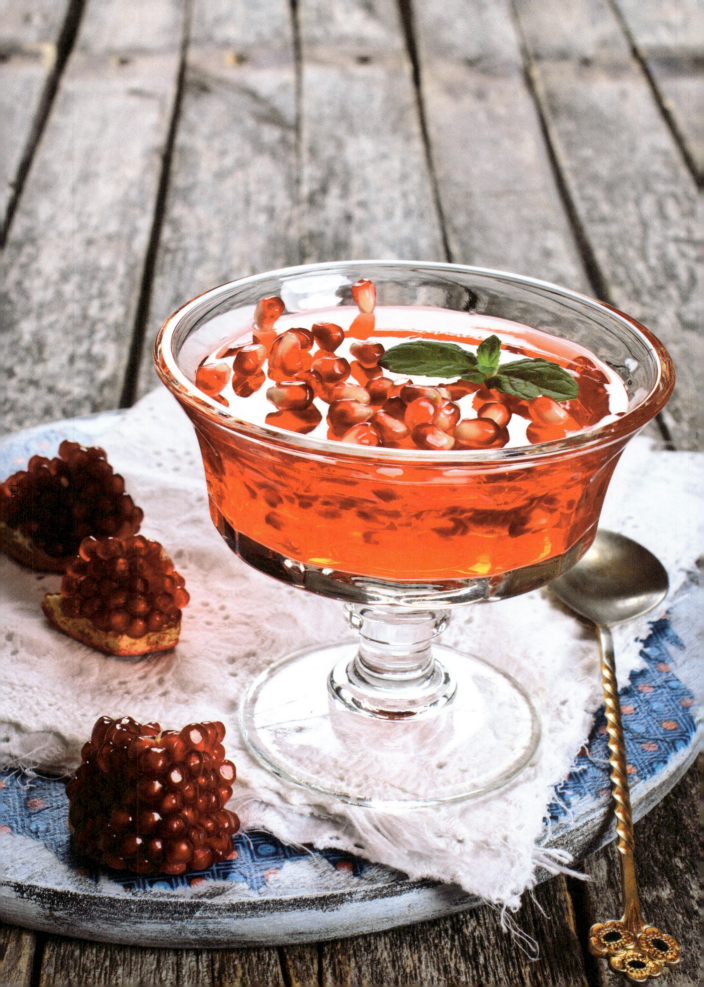

FRANKREICH

Nicht nur das knackig-frische Baguette, das Croissant und die vielen Käsespezialitäten sind typische Kennzeichen der französischen Küche. Auch die vielschichtigen und unterschiedlichen Regionen des Landes, von den Bergen bis zum Meer, zeigen sich in der Speisekarte in ausgefallenen Kreationen rund um Lamm, Geflügel und Fisch sowie einer großen Palette von Desserts und Süßspeisen. Nicht ohne Grund ist Frankreich ein Zentrum der Gourmet-Küche.

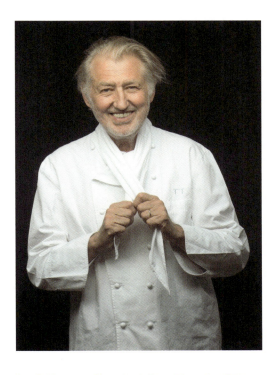

Empfohlen vom Sternekoch Pierre Gagnaire, Paris
„Best Chef in the World"-Award 2015,
ausgezeichnet mit drei Michelin Sternen

Gelée de Grenade
FÜR 6-8 PORTIONEN

- 750 g Granatapfelsaft
- 200 g Grenadine-Sirup
- 250 g Orangensaft
- 12 g Gelatine
- Schale von 2 Limetten
- 15 Pfefferkörner

Zubereitung

Die Hälfte vom Granatapfelsaft und Orangensaft mit dem Sirup, den Limettenschalen und den Pfefferkörnern aufkochen, für etwa fünf Minuten einkochen und dann die Gelatine und die andere Hälfte der Säfte dazugeben. Abseihen, in Dessertschalen füllen und im Kühlschrank bei 4 °C kühl stellen.

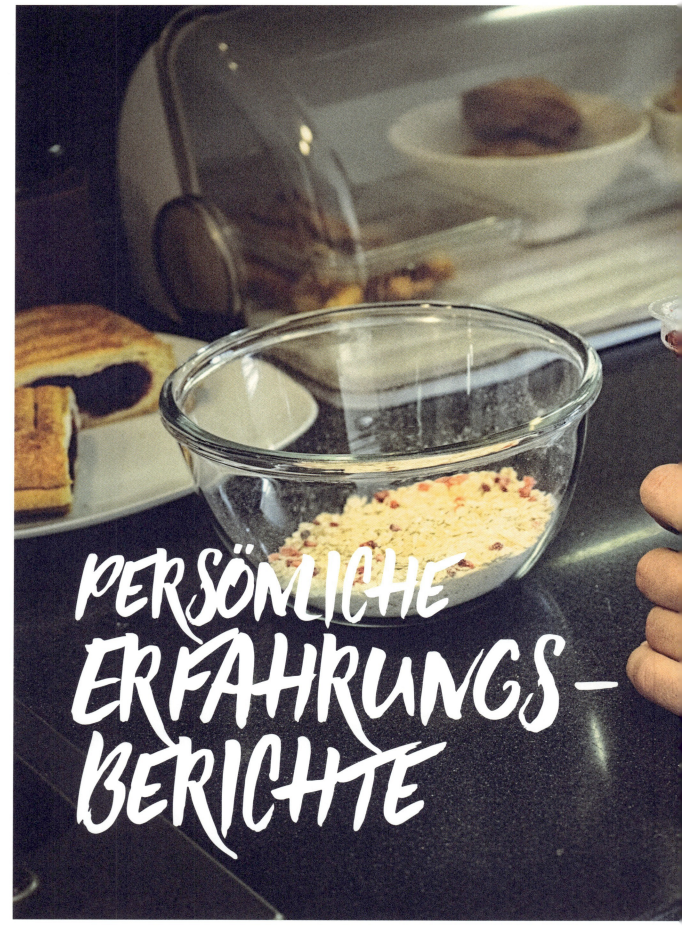

PERSÖMLICHE
ERFAHRUNGS-
BERICHTE

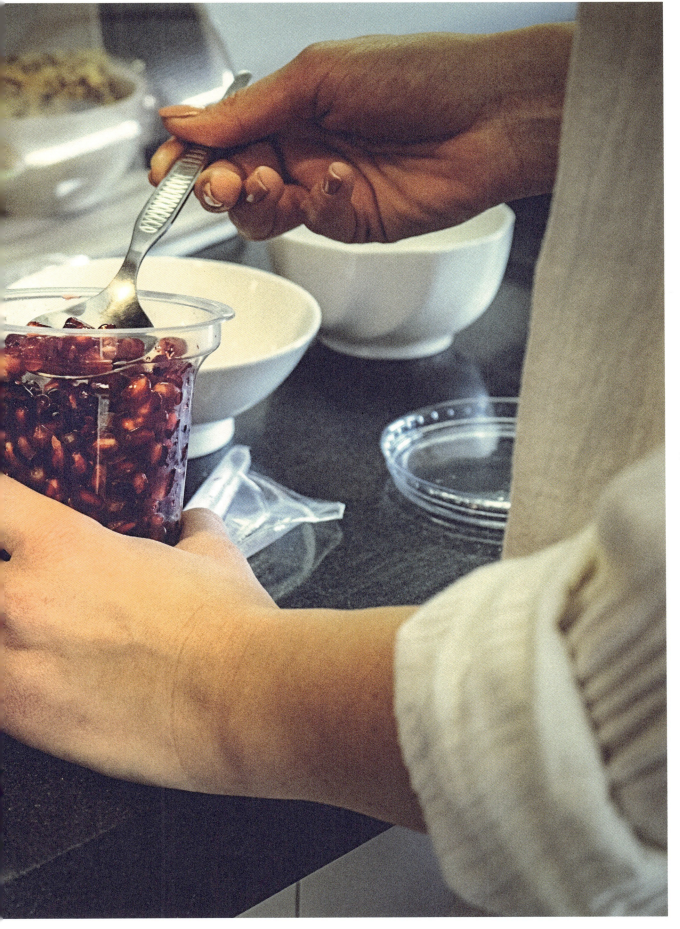

DER GRANATAPFEL – UNENTBEHRLICH AUF MEINEM SPEISEPLAN!

Nach meiner Brustkrebserkrankung im Jahr 2011 begann ich, ausführlich über das Thema krebshemmende Nährstoffe zu recherchieren. Fünf Jahre später beschloss ich, mein gesammeltes Wissen darüber in einem Anti-Krebs-Buch verständlich zusammenzufassen, um Menschen auf die wichtige Bedeutung der Krebsvorsorge und Krebsnachsorge mit gezielter Ernährung und Sport aufmerksam zu machen. Schon zu Beginn der Recherchen bin ich immer wieder auf Publikationen gestoßen, die sich mit der Kultfrucht Granatapfel intensiv auseinandersetzten. Dabei haben die positiven Ergebnisse aus Studien und Labortests immer mehr und mehr mein Interesse geweckt. Das Wissen um die vielen gesundheitsfördernden Inhaltsstoffe war letztendlich Grund genug, das Erscheinungsbild meines Buches ganz in das Zeichen der orientalischen Frucht zu stellen.

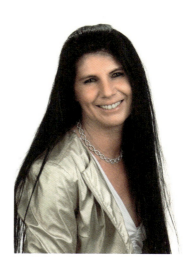

Seit meiner Erkrankung ist der Granatapfel für mich ein wichtiger Begleiter.

Claudia Priewasser,
Autorin des Anti-Krebs-Buches
„Diagnose Brustkrebs"

Damit möchte ich die Leser immer wieder daran erinnern, wie wichtig der Granatapfel zur Prävention und in der Nachsorge bei Brust- und Prostatakrebs sein kann.

In einem heimischen Bioladen habe ich den Granatapfel zum ersten Mal für mich entdeckt. Die fruchtigen Kerne verwende ich als Zwischenmahlzeit und Ergänzung zu meinem Ernährungsprogramm mit krebshemmenden Nahrungsmitteln. Mindestens dreimal pro Woche steht bei mir seit sechs Jahren Ausdauertraining mit dem Crosstrainer auf dem Programm. Vor meinem Training trinke ich regelmäßig ein Glas verdünnten Granatapfelsaft. Da dieser von Natur aus Zucker enthält, ist das Getränk bestens geeignet, um mehr Power beim Training zu bekommen. Die Kohlenhydrate werden hier übrigens nicht in Fett umgewandelt, da sie direkt für die Auffüllung der Energiespeicher in Muskeln und Leber gebraucht werden.

Hippokrates sagte: „Deine Nahrungsmittel sind Deine Heilmittel" – mit dem regelmäßigen Verzehr des Granatapfels befolgt man den Rat des wohl bekanntesten griechischen Mediziners der Antike.

Ihre Claudia Priewasser

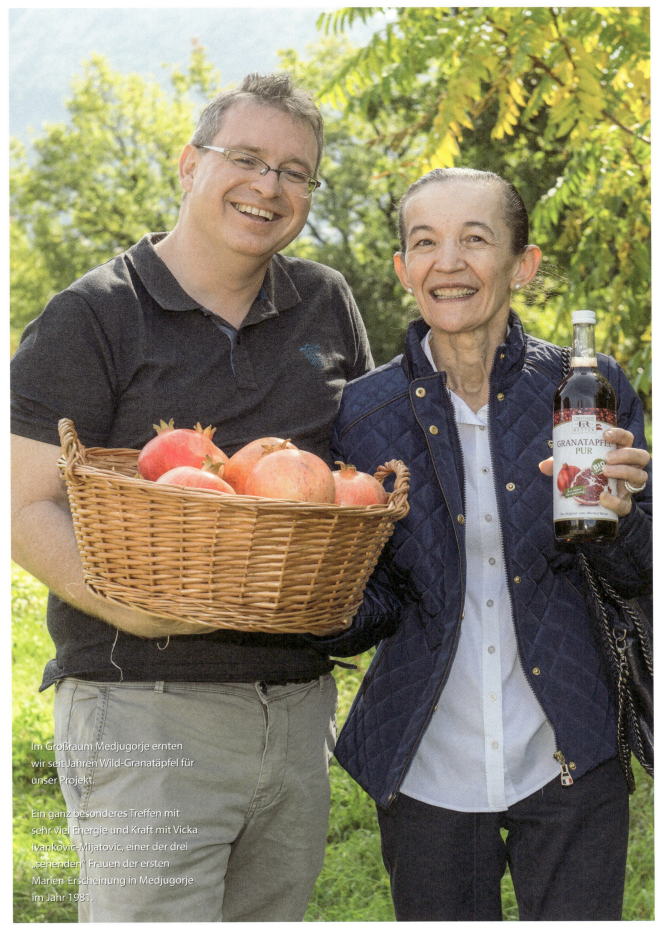

Im Großraum Medjugorje ernten wir seit Jahren Wild-Granatäpfel für unser Projekt.

Ein ganz besonderes Treffen mit sehr viel Energie und Kraft mit Vicka Ivanković-Mijatović, einer der drei „sehenden" Frauen der ersten Marien-Erscheinung in Medjugorje im Jahr 1981.

DER GRANATAPFEL – EINE HEILENDE FRUCHT?

Ich war voll in meinem Beruf als Investmentbanker eingespannt, als ich Ende 2011 an einem bösartigen Tumor (Non Hodgkin) erkrankte. Es folgten sechs Monate Chemo- und Bestrahlungstherapie im Universitätsspital Zürich.

Nach der vierten Chemotherapie, genau am dritten Geburtstag meiner Tochter, erhielt ich glücklicherweise die schöne Meldung, dass ich wieder krebsfrei und auf dem besten Weg zur Heilung sei. Ich habe ein zweites Leben geschenkt bekommen und will dieses Leben in vollen Zügen genießen und auch meine wieder gewonnene Lebensfreude mit möglichst vielen Menschen teilen. Ich bin überglücklich und sehr dankbar, dass ich noch eine zweite Chance erhalten habe. Seit meiner Krankheitsgeschichte hat sich mein Leben in vielen Bereichen zum Positiven verändert.

Ich habe mich schon immer für eine gesunde Ernährung interessiert und mich nun verstärkt mit diesem Thema auseinandergesetzt. In meinen zahlreichen Recherchen bin ich unter anderem auf den Granatapfel gestoßen und war von seinen Inhalts- und Wirkstoffen sofort begeistert. Seit meiner Spitalstherapie vor fünf Jahren esse ich regelmäßig frische Granatapfelkerne und diverse Granatapfelprodukte.

Bekanntlich wird während einer Chemoptherapie das Immunsystem sehr belastet und auf die Probe gestellt. Ich habe selbst erfahren, dass der regelmäßige Konsum dieser wundervollen Frucht meinem Körper Schutz gegeben hat. Ich erkrankte weder an einem Grippe- noch an einem sonstigen Virusinfekt. Im Gegenteil, ich konnte die Zeit mit meiner Familie intensiv genießen und verbrachte viele Stunden mit Skifahren und in der Natur. Die

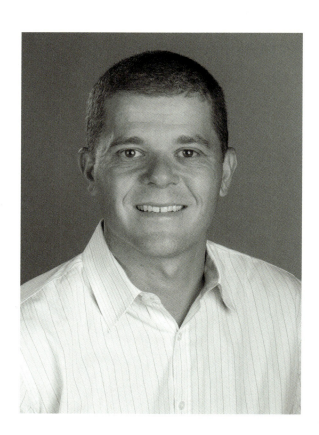

Dank dem Granatapfel hat mein Körper die Chemotherapie, auch zur Überraschung der Ärzte, gut verkraftet.

Marcel Bangerter
Gründer von „Zoë Ray", Schweiz

Ärzte konnten sich nicht erklären, wie locker und fast unbelastet mein Körper diese starken Medikamente verarbeiten konnte.

Ich bin sehr davon überzeugt, dass der Granatapfel vorbeugende und heilsame Wirkungen entfalten kann. Dies wurde mir seinerzeit sogar von der Schulmedizin bestätigt. Es gibt diverse Studien, die besagen, dass der Granatapfel eine heilende Wirkung bei Herz-Kreislauf- und Krebserkrankungen haben kann.

Meinen stressigen Beruf als Investmentbanker habe ich inzwischen an den Nagel gehängt. Dies erlaubte mir, meiner Passion und meiner neuen Lebensaufgabe zum Thema Granatapfel intensiv nachzugehen, und nach und nach entwickelte sich der Wunsch, ein Unternehmen zu gründen, um all jenen Menschen einen Service zu bieten, welche Mühe haben, ohne großen Aufwand genügend gesunde Nährstoffe zu sich zu nehmen. Vor circa drei Jahren gründete ich eine eigene Firma, die sich auf den Vertrieb von Granatapfelprodukten spezialisiert hat, und gab ihr den für mich bedeutsamen Namen „Zoë Ray", der sich aus den Mittelnamen meiner zwei großartigen Kinder ergibt.

Eine gesunde Ernährung ist die Basis eines gesunden Körpers. Mit all unseren täglichen Aufgaben bleibt diese jedoch leider vielfach auf der Strecke. Auch wenn wir uns schon viele Male vorgenommen haben, uns besser zu ernähren und auch mal selber zu kochen, sind wir doch meist zu müde. Wir sind so beschäftigt mit alltäglichen Dingen in einer immer schneller werdenden Zeit, dass wir uns nicht mehr die Zeit nehmen, auf eine gesunde Ernährung zu achten.

Unsere Kinder sind der Spiegel von uns selbst. Die Art und Weise, wie und was wir essen, wird in unseren Kindern reflektiert, wir geben ihnen mit unseren Ernährungsgewohnheiten ein Vorbild. Wir sollten daher gut auf unseren Körper und unseren Geist achten, denn je besser und gesünder wir uns fühlen, desto besser und gesünder fühlen sich unsere Kinder, und die Summe daraus ist eine gesunde Gesellschaft.

Mit besten Wünschen für Ihre Gesundheit,
Ihr Marcel Bangerter

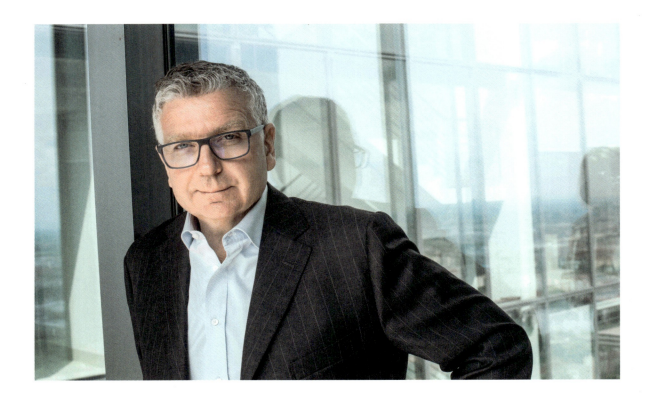

DER GRANATAPFEL UND ICH

Als der Granatapfel zum ersten Mal meine Aufmerksamkeit weckte, war für mich seine Bedeutung und Symbolik in all seinen Facetten und größeren Zusammenhängen vorerst nicht erkennbar. Instinktiv war mir aber bewusst, dass das Wesen des Granatapfels Teil einer vielumfassenden Symbolik ist, deren Umrisse weit außerhalb meiner damaligen Wahrnehmung lagen. In meinen ersten Internetrecherchen

Der Granatapfel ist eine Metapher für das Leben mit all seinen Facetten.

Christof Domenig
Bereichsvorstand bei Wienerberger AG

fand ich eine Vielzahl von Quellen über die heilende Wirkung und spirituelle Bedeutung dieser Frucht. Ich war fasziniert davon, dass in allen Kulturkreisen, egal, ob in der westlichen Medizin, der Volksheilkunde oder in der Traditionellen Chinesischen Medizin, dem Granatapfel bei verschiedensten Erkrankungen

eine positive Wirkung zugeschrieben wird. Nicht zu vergessen ist die Vielzahl von Hinweisen auf die griechische Mythologie. Seit der Antike ist der Granatapfel ein Symbol der Liebe, der Fruchtbarkeit und der Unsterblichkeit.

Trotz all dieser Fragmente hatte ich das Gefühl, dass ich mich bei meinen Recherchen in einer Sackgasse befand. Der Granatapfel ist in unserem Kulturkreis ein verlorenes und vergessenes Symbol, und ich wollte mehr über diese geheimnisvolle Frucht erfahren.

Mein erster Schritt dahin war, dass ich am Markt den prächtigsten Granatapfel gekauft und als Weihnachtsdekoration auf meinen Schreibtisch gestellt hatte. Jeden Tag erfreute ich mich über diese wunderbare, sinnlich geformte Frucht mit ihrer scharlachroten Farbe und ihrer samtigen Schale. Dieser Apfel zog mich in seinen Bann, jeden Tag erschloss er sich mir ein wenig mehr und ich glaubte zu erkennen, immer mehr seine Geheimnisse zu entdecken. Jede noch so kleine Textquelle, jeder noch so kleine Hinweis eröffnete mir immer neue faszinierende Ausblicke und Einsichten auf meiner Entdeckungsreise.

Der nächste Weg führte mich in die Gemäldegalerie des Kunsthistorischen Museums in Wien. Auf dem berühmten Porträt Kaiser Maximilians I. von Albrecht Dürer offenbart der Granatapfel in seiner Hand ihn als Herrscher. Auch der Bildtext erläutert die Symboldeutung: Gerechtigkeit, Klugheit, Großherzigkeit und Freigiebigkeit, aber auch Liebe zu seinem Volke.

Der Granatapfel birgt Kostbares in sich und öffnet sich nur bei Reife. Können wir hier nicht eine Metapher für das menschliche Leben sehen? Schätzen wir die Erfahrung des Alters in gebührendem Maße und sind wir nicht nur durch die ewige Schönheit der Jugend angezogen? Sein Geschmack ist bitter und süß und ist zugleich Parallele zum Leben mit all seinen Facetten und Geschehnissen.

Der Granatapfel ist für mich aber auch eine verklärte und selbstbewusste Schönheit, die sich raffiniert und vielfältig in Szene setzen kann. Dazu kommt mir unweigerlich das Pin-Up Girl der Renaissance – die schaumgeborene Venus von Boticelli – in den Sinn. Genauso wie sie stieg Ursula Andress als Muscheltaucherin Honey Ryder im Film „James Bond jagt Dr. No" aus dem Meer. Diese klassische Schönheit und gleichzeitig geheimnisvolle Frau – mit diesem legendären Bikini – hat bis heute Kultstatus und hat sich in das Gedächtnis vieler Männer eingebrannt. Diese Bilder lassen in mir alle Facetten der Sehnsucht, der Leidenschaft und Sinnlichkeit spürbar werden, die auch der Granatapfel symbolisiert. Er ist für mich das pralle Leben mit all seinen Verheißungen und Verlockungen, die auf ihre Erfüllung warten.

Neben dieser Sinnlichkeit sehe ich den Granatapfel aber auch als ein Symbol für Toleranz. Von außen scheint diese Frucht hart und spröde zu sein, manchmal abweisend, und macht doch ungemein neugierig auf das Verborgene, auf das Geheimnisvolle, zu dem man vordringen will. Die im Inneren eng aneinander liegenden Fruchtkerne symbolisieren für mich die Verbundenheit und Zusammengehörigkeit der Menschen, das Zusammenleben verschiedenster Menschen und Kulturen in Harmonie und Toleranz. Tausende verschiedene Körner in einer Frucht - das ist Einheit in der Vielfalt.

Der Wirtschaftsnobelpreisträger Amartya Sen plädiert dafür, anzuerkennen, dass jeder Mensch Mitglied nicht nur seines Kulturkreises, sondern gleichzeitig einer Vielzahl von „Gruppen" ist, die durch Religion, Staatsangehörigkeit, Geschlecht, Beruf, politische Ansichten etc. geprägt sind. Jedes einzelne dieser Kollektive, denen ein Mensch gleichzeitig angehört, verleiht ihm eine Vielzahl von Identitäten. Keine seiner Identitäten sollte daher als seine einzige verstanden werden.

Nach diesem leider utopisch anmutenden Ansatz gibt es also keinen Kampf der Kulturen, der durch die exklusive Zuschreibung zu nur einer Identität - meistens einer Religion - verursacht wird. Gerade auf dieser exklusiven Zuschreibung aber basiert aller Fundamentalismus und es entsteht eine Spirale von explodierender Gewalt, wie wir sie leider viel zu oft sehen.

Wäre es nicht erstrebenswert, die Ausgrenzung von Andersdenkenden und die Benachteiligung von Minderheiten anzufechten und den Granatapfel als ein die Menschheit verbindendes Symbol, welches das Gemeinsame über das Trennende stellt, zu etablieren?

Der Granatapfel auf meinem Schreibtisch erinnert mich jeden Tag an dieses noble Ziel und meine persönliche Verantwortung dafür. Gleichzeitig bedeutet er mir als Symbol für das pralle Leben mit seinen verborgenen Leidenschaften und erahnten Sehnsüchten aber noch so viel mehr.

Letztendlich ist der Granatapfel für mich eine immerwährende Quelle der Introspektion und schärft meine Erkenntnis über meine eigenen Möglichkeiten und Grenzen, über meine eigene Rolle in der Welt.

Ihr Christof Domenig

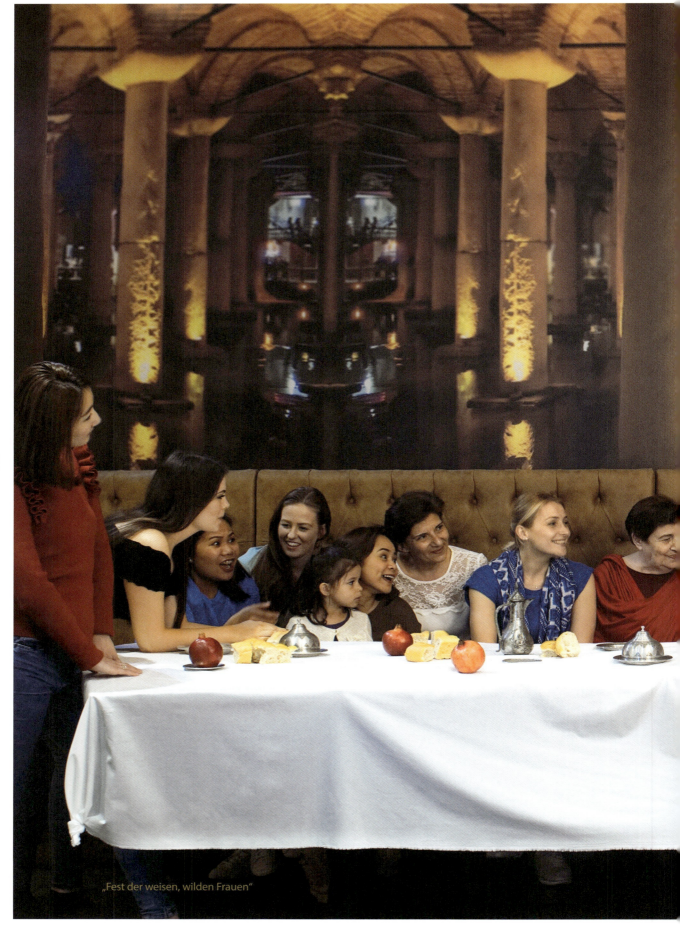

„Fest der weisen, wilden Frauen"

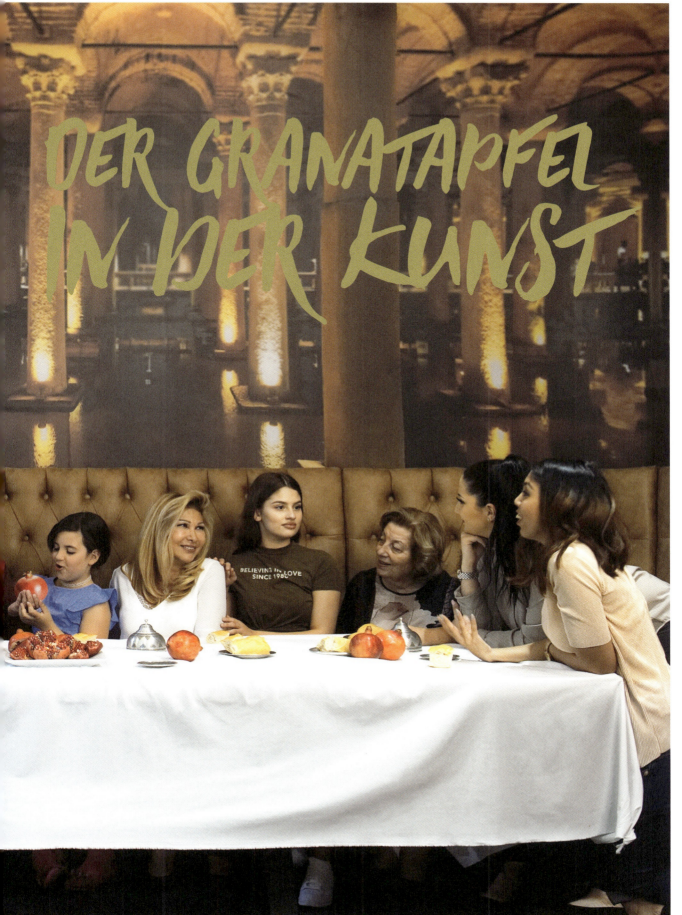

DER GRANATAPFEL IN DER KUNST

FRIEDENSPROJEKT "POMEGLOBE"

von Nives Widauer

„Pomeglobe" ist ein Kunstprojekt von Nives Widauer, das sich mit der tief verwurzelten Geschichte des Granatapfels in unterschiedlichsten Kulturen befasst.

Der Granatapfel steht auf Grund seiner Form, Farbe und inneren Beschaffenheit für Fruchtbarkeit, Liebe, Schönheit, Weisheit und Macht. Im Nahen Osten zu Hause und über den ganzen Erdball verbreitet ist er Teil der (Garten-) Kunst, der Literatur, der Ornamentik und nicht zuletzt der Küchen vieler Länder.

Die Künstlerin sammelt auf einer Website Fotos von Menschen aus aller Welt, die mit einem Granatapfel posieren, um ein visuelles Netzwerk für interkulturellen Dialog zu etablieren.

Das Ziel dieses Projekts ist es, den Granatapfel und seine Geschichte(n) zu erforschen und zu dokumentieren, einen Pool zu kreieren, in dem sich dieses Wissen sammelt, und weiters ein weltweites Symbol für friedlichen Dialog in Form des Granatapfels zu schaffen. Ein Symbol, um in schwierigen Zeiten auch in Problemregionen Offenheit für interkulturellen Dialog zu signalisieren.

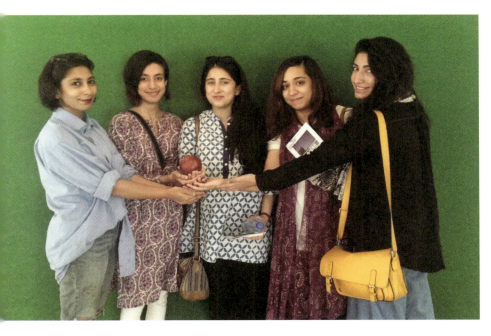

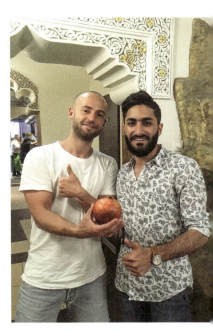

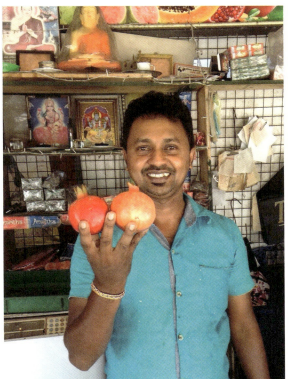

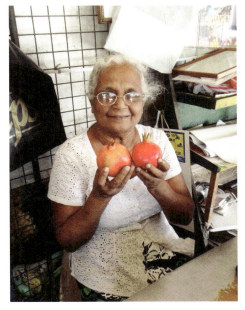

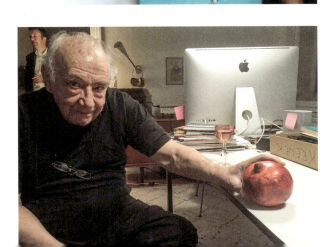

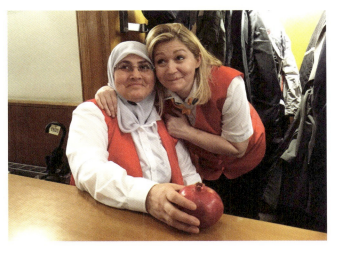

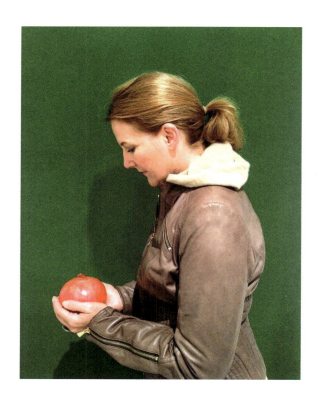

Nives Widauer interessieren in ihrer Arbeit die versteckten Zusammenhänge. Mit ihrem Projekt „Pomeglobe" möchte sie ein Symbol für friedlichen Dialog in der Welt setzen.

Nives Widauer
über „Pomeglobe"

Es gab mehrere Ausgangspunkte, die zu „Pomeglobe" geführt haben. Einer war, dass ich vor ein paar Jahren auf einer Wanderung in Italien zum ersten Mal einen Granatapfelbaum mit großen Granatäpfeln in der Natur gesehen habe. Ich war total fasziniert davon, dass die Frucht nicht nur im Supermarkt oder in der Kunst vorkommt, sondern eben auch in der Natur. Ich habe dann im Spaß gesagt: „Ich wünschte, ich würde in einem Land leben, in dem Granatapfelbäume wachsen." Ein paar Wochen später, als ich wieder in Wien war, stieg ich bei meiner Straßenbahnstation aus und war unglaublich überrascht: Mitten in Wien, 50 Meter von der Wohnung entfernt, in der ich seit über 20 Jahren wohne, stand ein riesiger Granatapfelbaum mit wunderschönen Granatäpfeln.

Im Laufe meines künstlerischen Lebens und der Projekte, die ich gemacht habe, und auch im Zusammenhang mit meiner Ausbildung ist mir der Granatapfel immer wieder aufgefallen, auch beim berühmten Dürer-Porträt von Kaiser Maximilian I. Ich habe mir dann gedacht, was für ein interessantes Thema diese Frucht eigentlich darstellt. Daran anschließend habe ich Gespräche mit verschiedenen Leuten geführt und begonnen, zum Thema Granatapfel zu forschen. Wie ist es gekommen, dass diese Frucht international so verbreitet ist? Interessant war auch noch, dass meine Freunde mich davor schon jahrelang geneckt haben, dass ich immer so exzessiv mit Granatäpfeln koche. Es gibt im Buch „Do I Dream Or Am I Alive" auch ein Kapitel, in dem jemand über mein Leben in der Küche schreibt und dabei bemerkt, dass er noch nie einen Haushalt gesehen hat, in dem so viele Granatäpfel verbraucht werden. Der Granatapfel ist bei mir also schon länger ein Thema gewesen. Mir war auch bewusst, wie gesund der Granatapfel und der Granatapfelsaft sind. Dann habe ich Ilma Rakusa gefragt, ob sie einen Text schreiben würde, und hatte daraufhin schon relativ früh die Idee, eine Art von Symbol zu schaffen. Ein neues Friedenssymbol, bei dem es um interkulturellen Dialog geht.

Das Schöne am Granatapfel ist, dass er außen diese relativ harte Schale hat und im Inneren wahnsinnig viele Kerne birgt, die auch für Wahrheiten stehen können. Wahrscheinlich gibt es auf dieser Welt so viele Wahrheiten, wie es Menschen gibt, und das symbolisiert diese Frucht wahnsinnig gut. Es gab anschließend den Moment, in dem ich aufgrund meiner leidenschaftlichen Globensammlungstätigkeit festgestellt habe, dass sich daraus auch ein passendes Logo gestalten lässt. Wir haben lange überlegt, wie man den Granatapfel in ein Symbol bringen kann, um die Botschaft von „Pomeglobe" sichtbar zu machen. Das war gar nicht so einfach, weil die Frucht eine Form besitzt, die nicht so auffällt. Dann kam die Idee mit der Weltkugel, bei der statt der Weltkugel ein Granatapfel eingesetzt ist. Das Projekt befindet sich nun an folgendem Punkt, dass ich dabei bin, ganz viele Menschen zu fotografieren, die einen Granatapfel in der Hand halten, wobei die Fotoserie angelehnt ist an das berühmte Dürer-Bild.

„Pomeglobe" ist schon weit gereist, jedoch noch immer nicht ganz am Ziel. Da die Umsetzung sehr kostenintensiv ist und bisher ausschließlich aus eigenen Mitteln finanziert wurde, wünsche ich mir Menschen, die dieses Friedensprojekt „Pomeglobe" finanziell unterstützen und dass so möglichst viele Menschen zum friedlichen Dialog ermuntert werden können.

Die Künstlerin

Nives Widauer wurde 1965 in Basel geboren und absolvierte an der Hochschule für Gestaltung ebenda von 1988-1990 ein Studium der audiovisuellen Kunst. Ihr Oeuvre spiegelt die Breite ihres Arbeitsfeldes wider: Sie ist in den Bereichen Installation, Fotografie, Video, Skulptur, Performance und Zeichnung künstlerisch tätig. Das Ineinandergreifen verschiedenster Disziplinen und die Inspirationen, die die Künstlerin aus den unterschiedlichsten Bereichen zieht, sind Leitmotive, die in ihrem Werk auszumachen sind. Weiters ist dieses geprägt von einer Faszination für versteckte Zusammenhänge, die auf den ersten Blick nicht ersichtlich sind, und der Freude an Transformation, die sich daran zeigt, dass die Künstlerin häufig auf Bestehendes zurückgreift, um dieses einem Umwandlungsprozess zu unterziehen. Seit 1996 lebt und arbeitet Nives Widauer hauptsächlich in Wien.

Der Granatapfel als Symbol für interkulturellen Dialog.

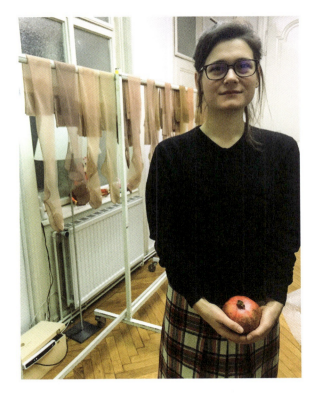

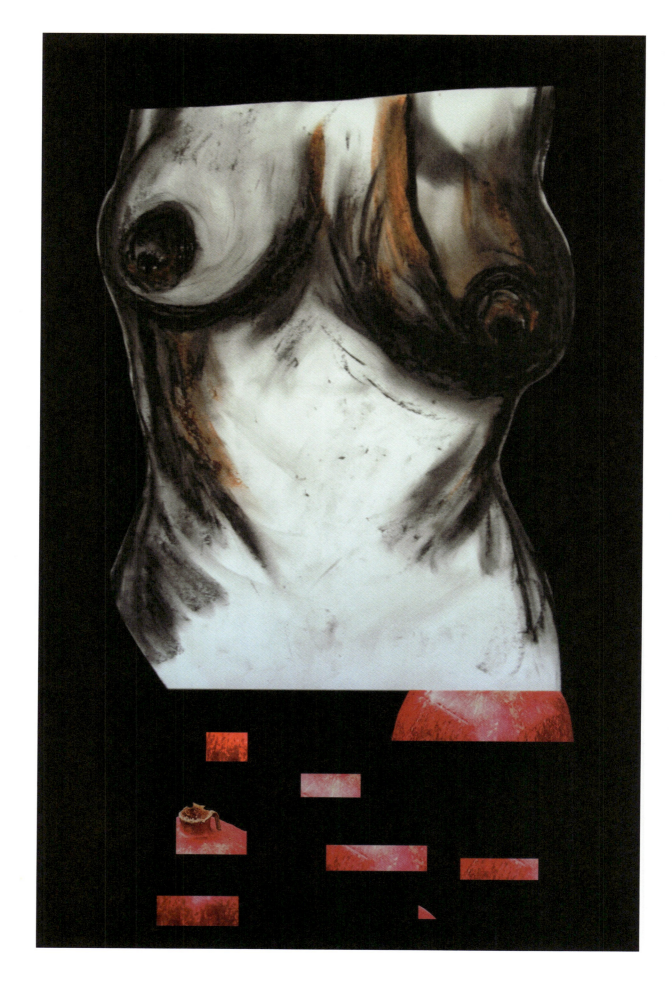

Ruf der Seele

Nicht wissend warum
lässt sie die Teile sich verirren,
so dunkel und so tief.
In ihres Herzens Wirren
leise flüsternd die Seele rief.
Was machst du bloß?
Schon lang
ist's Zeit. Die Zeit
ist lang, der Schmerz sitzt tief.
Nun ruft sie laut, sie schreit und tobt.
Doch niemand hört
die Seele –
tot.
Doch nein!
Die Seele lebt.
Nur
schwer verletzt.
Doch nicht verloren.
Hab´ sie gefühlt
im Schmerz
ertrinken.
Noch ist es Zeit.
Neu geboren.

Text und Artwork: Monika Iatrou

Inspiriert von der Zerrissenheit
der Frau und der Suche nach ihren
weiblichen Anteilen

MONIKA IATROU

Ganz nach Albert Schweitzer ist „Ehrfurcht vor dem Leben" zu ihrer Lebenseinstellung geworden, Umwelt- und Artenschutz und ein kritischer Blick auf die Entwicklung der Gesellschaft sind Teil ihres täglichen Lebens und auch ihrer Arbeit, die sich auf Bildende Kunst, Ghostwriting, Kulturmanagement und Projektarbeit erstreckt. Besonders scharf kritisiert sie die Massentierhaltung als inakzeptable Entwicklung, die andererseits auch ein Gesellschaftsbild darstellt, dessen fehlender Respekt sich in vielem zeigt, vor allem im Umgang der Menschen mit sich selbst.

In ihrer Malerei dominieren starke Farben, besonders die Farbe Rot als das Blut des Lebens. Ganz bewusst gibt sie ihren Gemälden keinen Titel, denn: „Je weniger uns von außen vorgegeben wird, desto stärker ist die eigene Wahrnehmung."

Milton Fletcher schreibt im New Yorker Kunstmagazin über ihre Arbeit: „Um mit ihren Kunstwerken in Kontakt zu kommen, braucht es Zeit. Monika Iatrou erforscht die Darstellung und den Körper, jedoch als eine Methode, die körperliche Entfremdung zu erörtern. Mit einem ihrer fesselndsten Kunstwerke, welches ein ausgemergeltes, kantiges, menschliches Gesicht mit hohlen Augen darstellt, gibt sie eine deutsche expressionistische Ästhetik wieder, jedoch transzendiert sie diese aus einem besonders postmodernen Gesichtspunkt. Hier betont sie gezielt die Beziehung des Betrachtens, die zwischen Betrachter und Kunstwerk entsteht, sodass dem Betrachter sein eigener objektivierender Blick „des anderen" bewusst wird. Dies wiederum führt zu einer Neuevaluierung der hegemonialen Strukturen und formt so diese Beziehung des Betrachtens, an der er (der Betrachter) sich beteiligt."

Die Künstlerin präsentiert ihre Werke seit 2002 in zahlreichen Gruppen- und Einzelausstellungen in öffentlichen Einrichtungen, Kulturzentren und Museen in Österreich sowie in New York, Athen, Deutschland, Spanien und Mexiko. Sie war auf der Internationalen Biennale Florenz vertreten und realisiert Projekte im Kontext der Kreativwirtschaft.

Monika Iatrou lebt und arbeitet in Wien und Athen.

ELFRIEDE HACKL

Bereits als Kind beschäftigte sich Elfriede Hackl mit der Malerei. Vorerst widmete sie sich ihrer Ausbildung, Familiengründung und anschließend der Führung des eigenen Betriebes. Für künstlerisches Schaffen blieb ihr wenig Zeit. Erst im Jahr 1994 begann sie wieder mit der Malerei. Es folgten bald die ersten Ausstellungen in Österreich, Deutschland und der Schweiz sowie die Teilnahme an der Expo in Mailand.

Besonders inspiriert wird sie von floralen Motiven, die das Hauptwerk ihrer Arbeiten darstellen. Ihre Gemälde finden sich in Banken, Gemeinden und privaten Räumlichkeiten und werden auch von internationalen Kunstliebhabern geschätzt.

Höhepunkte ihres Schaffens waren die Nominierungen für den Palm Art Award 2007 und 2013. Elfriede Hackl ist Preisträgerin des österreichischen Kreativwettbewerbs „Deja-Vú", sie ist Mitglied in der Wiener Ringgalerie sowie bei Ars-Arts, Kunstforum Schweiz und Basis-Kultur-Wien.

Elfriede Hackl lebt und arbeitet in Wien und St. Johann/Haide, Steiermark.

Der Granatapfel inspiriert Künstler aller Genres bis heute. In seinem Roman „Der letzte Granatapfel" erzählt der im Irak geborene Bachtyar Ali die Geschichte des Flüchtlings Muzafari Subhdam, der gemeinsam mit anderen Flüchtlingen in einem Boot in den Westen gelangen will.

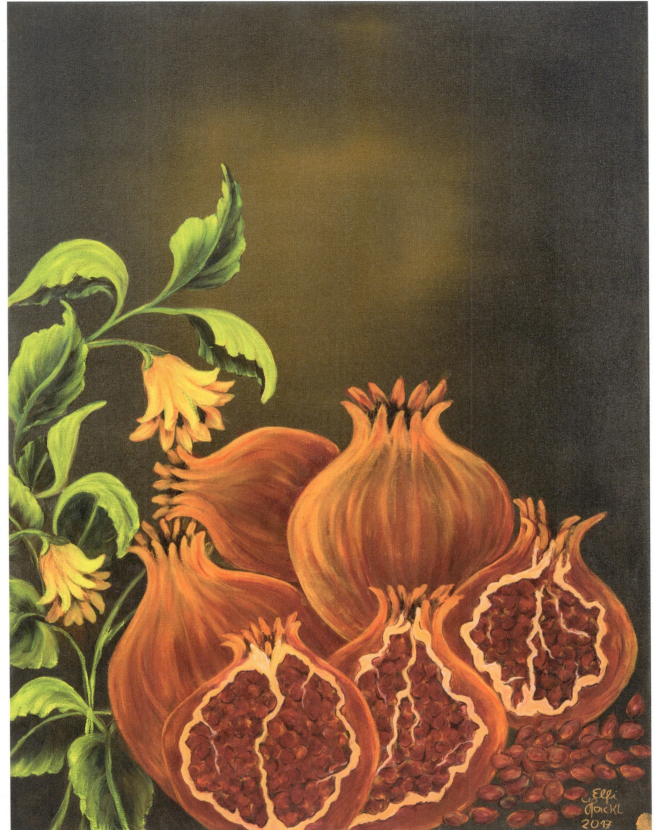

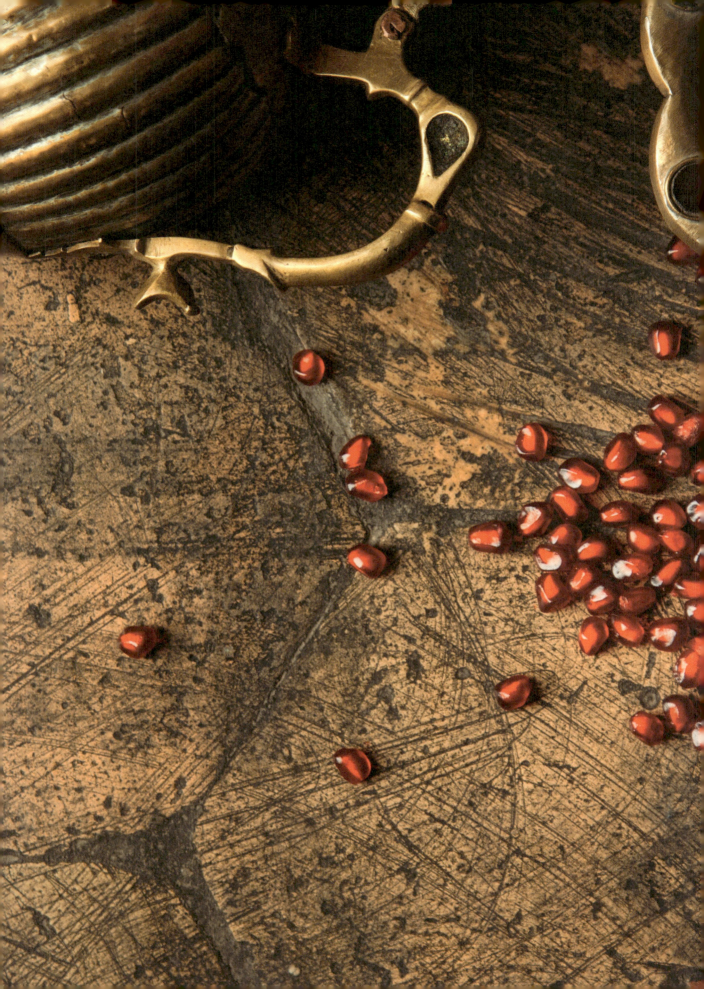

Das Märchen vom Granatapfelbaum

MÄRCHEN AUS ARMENIEN (NACHERZÄHLT)

In einem prächtigen Palast in einem Land, wo sich über blaue Berge ein goldener Himmelsbogen erhebt, lebte Prinzessin Lilie. Viele Prinzen kamen, um die Prinzessin zu freien, diese jedoch dachte nicht daran, sich für einen zu entscheiden. An jedem hatte sie etwas auszusetzen. Schließlich blieb dem König nichts anderes in seiner Verzweiflung übrig, als der Prinzessin zu drohen, dass er sie in ein fremdes Königshaus in die Küche verbannen würde, wenn sie nicht binnen einer Woche einen Mann erwähle. Erst dann sagte Prinzessin Lilie: „Ich habe mich entschieden." Doch der Schreck war groß, als man erfuhr, dass die Prinzessin keinen anderen als einen Korbmacher zum Manne nehmen wolle. Niemandem verriet sie, dass sie diesen Korbmacher, der Washa hieß, bisher bloß von ihrem Fenster aus hatte sehen können, wenn er seine Waren feilbot. Auch der Korbmacher wollte die Prinzessin zur Frau, wenn sie mit ihm in seine Lehmhütte zöge. So geschah es.

Die zwei führten eine gute Ehe und kümmerten sich umeinander. Der Korbmacher aber bemerkte, dass die Hände seiner Frau von der vielen Arbeit bereits Risse bekommen hatten, und so beschloss er, sich seinem Nachbarn, der Kaufmann war, anzuschließen, um gutes Geld zu verdienen. Auf der Reise gelang es Washa, einen verwunschenen Prinzen von einem Fluch zu befreien, und als Belohnung bekam der Korbmacher drei Granatäpfel, die er dann seinem nach Hause reisenden Nachbarn mit der Bitte mitgab, sie in seine Hütte zu seiner Frau zu bringen.

Als Prinzessin Lilie im Haus einen Granatapfel öffnete, um ihn zu essen, kamen jedoch nicht die süßen Kerne hervor, sondern Hunderte schimmernder Perlen. Aus dem zweiten fielen goldene Ringe und aus dem letzten Granatapfel kamen Rubine und Smaragde. Von da an waren Prinzessin Lilie und ihr Mann Washa reich und lebten in einem prächtigen Palast.

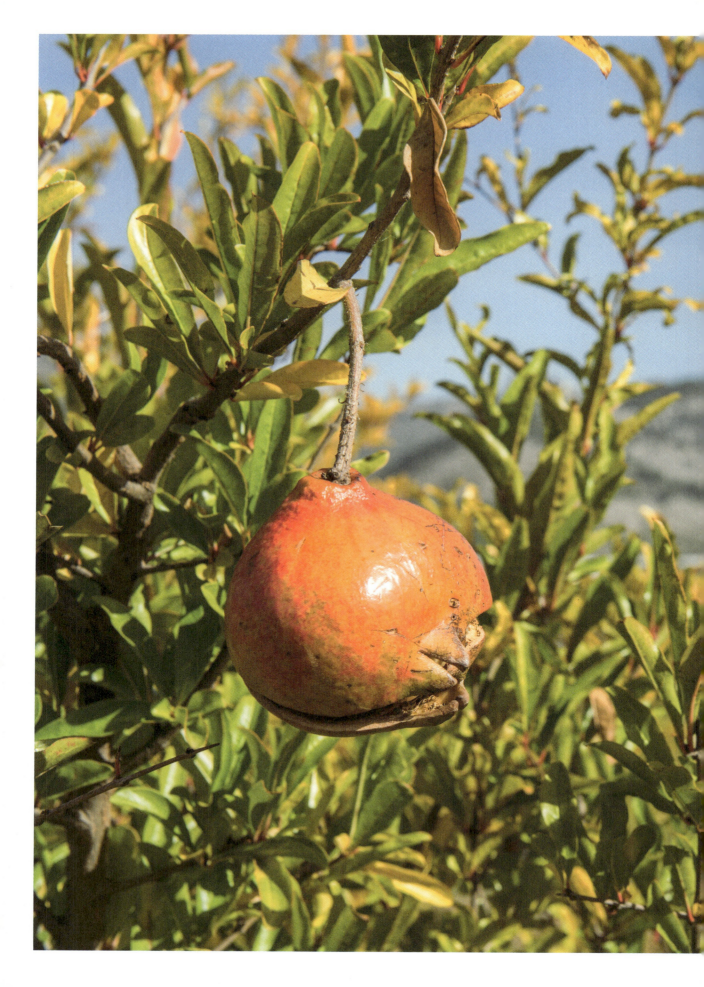

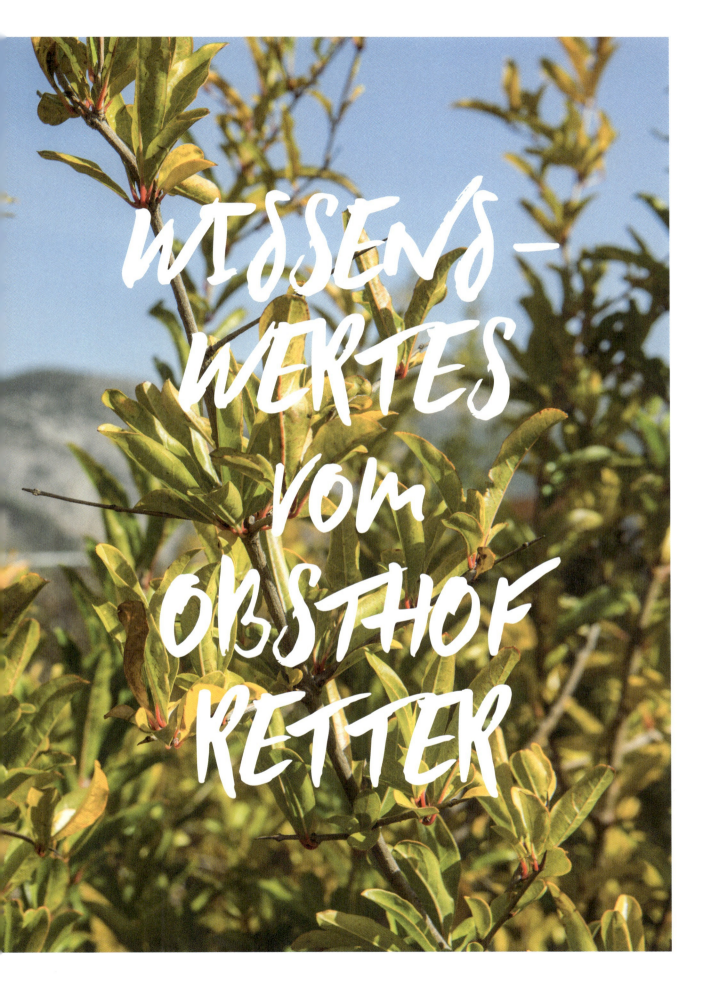

WISSENSWERTES VOM OBSTHOF RETTER

GRANATAPFEL-SAFTKUR

Die Wirkungen des Granatapfels sind vielfältig und bereits in vielen Studien an Menschen nachgewiesen worden, und es ist daher naheliegend und sinnvoll, die Wirkstoffe auch in Form einer Saftkur zu nutzen. Allerdings ist vor allem bei einer Saftkur auf höchste Qualität zu achten und darauf, dass es sich nicht um Mehrfruchtsaft, Nektar oder Säfte aus Konzentrat handelt. Auch gibt es bei der höchsten Qualitätsschiene der 100% Direktsäfte aus Granatäpfeln große Qualitätsunterschiede in der Auswahl der Rohstoffe und in der Veredelung. Auch hier gilt, kritisch die Beschreibungen und Inhaltsstoffe auf dem Etikett zu prüfen. Oft ist nur ein geringer Anteil an Granatapfel enthalten, meist bestehen diese Säfte aus Mischungen mit anderen Obstsorten und sind daher für eine gesundheitsfördernde Kur nicht geeignet.

Werner Retter hat im Rahmen einer wissenschaftlichen Arbeit die Retter-Granatapfel-Saftkur entwickelt, die bereits seit Jahren von führenden Apotheken und zahlreichen Kunden, darunter auch Trainern und Athleten im Leistungssport, sehr geschätzt wird.

Die hier empfohlene Granatapfel-Saftkur bezieht sich ausschließlich auf den Retter Direktsaft von allerhöchster Qualität: 100 Prozent Frucht aus den vollreifen roten Fruchtperlen aus reiner Kernpressung, ohne Schale und Lamellen und natürlich ohne Zusatzstoffe, aus ausgesuchten Granatapfelsorten. Die höchsten Qualitäten kommen auch hier aus Wild-Sammlung, wovon jährlich aufgrund der von Natur aus limitierten Rohprodukte auch nur geringe Mengen angeboten werden können. Auch wird zum Unterschied zu industriellen Herstellungsverfahren am Obsthof Retter ein spezielles Produktionsverfahren verwendet. Bei diesem sehr aufwändigen Vorgehen bleiben alle wertvollen Wirkstoffe erhalten und können so dem Körper in allerhöchster Bio-Verwertbarkeit zur Verfügung gestellt werden.

Für wen ist diese Kur geeignet?

Diese Granatapfel-Saftkur empfiehlt sich als präventive Maßnahme für gesundheitsbewusste Menschen und begleitend bei klassischen Therapien und Behandlungen, für Menschen, die Belastungen oder Stress ausgesetzt sind, für Hobby- und Leistungssportler, ältere Menschen, Raucher, in der Schwangerschaft und für Diabetiker. Weiters eignet sie sich zur Vorbeugung von Arteriosklerose, bei atherosklerotischen Veränderungen, als Getränk für Tage mit langem Aufenthalt in der Sonne, für eine gesunde Prostata, sowie unterstützend bei Therapien, da bisher keine Wechselwirkungen bekannt sind. Der Ordnung halber wird darauf hingewiesen, bei gesundheitlichen Problemen unbedingt ärztliche Beratung einzuholen.

Empfehlung Saftkur

Tagesmenge: 250 ml reinen Direktsaft, drei Portionen auf den Tag verteilt
Dauer: Drei Monate. Die Kur kann zweimal pro Jahr durchgeführt werden.
Einnahme: Ärzte und Spezialisten empfehlen die Einnahme VOR den Mahlzeiten, weil die feinen Härchen im Darm die Polyphenole dann besser und einfacher verarbeiten können. Die erste Einnahme erfolgt am besten vor dem Frühstück auf nüchternen Magen. Sollte dies nicht möglich sein (empfindlicher Magen, etc.) kann der Saft auch nach den Mahlzeiten getrunken werden.
Hinweis: Um die Wirkung zu gewährleisten, sollte der Saft nicht erwärmt werden, das Mischen mit Wasser und sonstigen Säften ist möglich.
Information für Diabetiker: Diabetiker sollten den Saft stets verdünnt mit Wasser trinken, am besten im Verhältnis 1:3 (100 ml Saft = 1,2 BE).

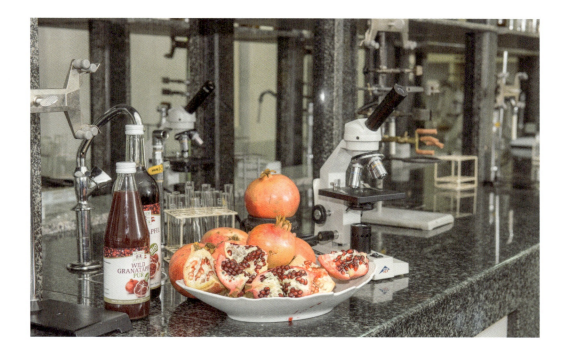

Wirkung

· Positiver Effekt auf die Gefäße
· Bekämpft freie Radikale
· Beeinflusst den Blutfluss günstig
· Beugt Gefäßschädigungen vor
· Gegen atherosklerotische Veränderungen
· Prostata: positiver Einfluss auf den PSA-Wert
· Wirkt bei oxidativem Stress und unterstützt so den Stoffwechsel
· Unterstützt das Immunsystem
· Senkt die Blutfette
· Senkt Cholesterin
· Hilft bei Regeneration nach dem Sport
· Ideales Strandgetränk an heißen Sommertagen

Die enthaltenen Anthocyanine sollen in der Lage sein, die Anpassung des Auges an dunkle Umgebungen zu verbessern. Außerdem wirkt der Saft oxidativem Stress entgegen, der im Körper nach langem Aufenthalt in der Sonne (UV-Licht) auftreten kann.

Information für Diabetiker

Die Einnahme ist für Diabetiker möglich. Nach neuen Diabetes-Leitlinien ist eine moderate Aufnahme von Zucker erlaubt bzw. ist es nicht notwendig, dass Diabetiker den Kohlenhydratanteil in der Nahrung gering halten. Diabetiker sollten den Saft stets verdünnt mit Wasser trinken, am besten im Verhältnis 1:3. Ein Überschreiten der täglich empfohlenen Menge führt kurzfristig zu keinen gesundheitlichen Problemen. Anthocyane gehören zur Substanzklasse der Polyphenole. Die Wissenschaft hat für Polyphenole in Lebensmitteln bisher auch in höheren Mengen keine schädlichen Wirkungen festgestellt. Der Zuckergehalt in der Nahrung steigt natürlich bei höherer Dosierung an, dies fällt bei Diabetikern kurzfristig ins Gewicht, ist aber bei anderen Personengruppen irrelevant. Somit gibt es bei versehentlich höherer Zufuhr als in der Kur vorgesehen keine adversen Effekte.

Ernährung während der Kur

Um die positiven Wirkungen des Granatapfelsaftes auf die Gefäße nicht durch einen ungünstigen Lebensstil wieder aufzuheben, sollte der gesamte Speiseplan während der Kur auf die Granatapfel-saftkur abgestimmt sein. Mit dem Granatapfelsaft steht eine Fruchtzuckerquelle bereits auf dem Speiseplan. Damit der Zuckergehalt in der Nahrung nicht zu hoch wird, sollten daher andere Zucker-quellen bewusst gemieden werden.

Zu vermeiden: Süßigkeiten aller Art, mit Ausnahme einer Rippe Bitterschokolade (ab 70 % Kakaoanteil, geringerer Zuckeranteil) pro Tag, Mehlspeisen,

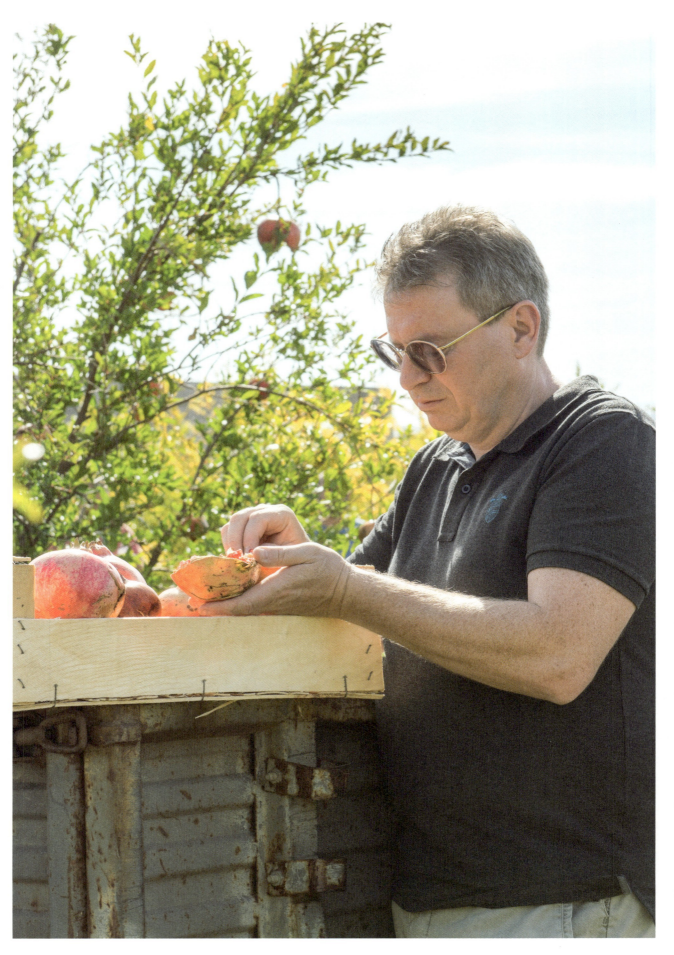

Weißmehlgebäck und Weißbrot. Vorsicht ist auch bei gesüßten Milchprodukten geboten, die oftmals sehr zuckerreich sind. Tierische Fette, üppige, schwere Speisen, Knabbereien sind nur eingeschränkt zu genießen. Generell zu meiden sind Speisen mit gehärteten Fetten, wie Croissants, Mürbteiggebäck, Blätterteig, Fast Food, frittierte Speisen.
Empfohlen: 3x mal wöchentlich moderate Bewegung, am besten an der frischen Luft

Neben- und Wechselwirkungen

Bei Granatapfelsaft sind bisher keine Nebenwirkungen bekannt. Er ist ein natürliches Bio-Produkt ohne chemische oder sonstige Zusätze. In Studien wurden bisher keine negativen Auswirkungen auf die Gesundheit festgestellt. Wechselwirkungen mit Statinen, Ezetimib (Cholesterinresorptions-Inhibitor), Antiepileptika, Warfarin, Cyclosporin, HIV-Proteaseinhibitoren, Calciumkanalblockern und Antiarrhythmika wurden in Einzelfällen beschrieben.

Hinweis für Nierensteinpatienten bzw. für Menschen mit Neigung zu Nierensteinen: Die im Saft enthaltene Oxalsäure kann die Bildung von Nierensteinen begünstigen.

Bei einem größeren Kollektiv sind Wechselwirkungen bisher jedoch nicht ermittelt worden. Laut einer Studie mit Granatapfelextrakt wurden synergistische Wirkungen (Zusammenwirken von Substanzen oder Faktoren, die sich gegenseitig fördern) zu folgenden Antibiotika festgestellt: Chloramphenicol, Gentamicin, Ampicillin, Tetracyclin und Oxacilli. Bei einer Einnahme von Antibiotika sollte der Konsum von Granatapfelsaft daher mit einem Arzt abgesprochen werden.

Studien zeigen bereits nach einem Monat Kur-Anwendung positive Effekte, allerdings ist zu berücksichtigen, dass sich die Physiologie verschiedener Körper unterscheidet und sich die Wirkungen nicht bei allen Menschen gleichermaßen und gleich schnell zeigen. Zudem ist es wichtig, positive Effekte auch nachhaltig zu stabilisieren.

Auch ohne Kur

Der Granatapfelsaft ist ein wohlschmeckendes Getränk auch für unterwegs. Ob bei Autofahrten oder am Strand – Granatapfelsaft trägt zur Flüssigkeitszufuhr bei und kann mit Wasser oder anderen Fruchtsäften je nach Geschmack gemischt werden.

Vorteil einer Saftkur gegenüber frischen Früchten und Extrakten

Es stellt sich die berechtigte Frage, warum man den Saft einnimmt und ob frische Früchte nicht ohnehin ausreichen. Durch den Verzehr der frischen Früchte kann keine ausreichende Menge an Anthocyanen erzielt werden. Somit sind frische Granatäpfel zwar ein willkommener Bestandteil der täglichen Ernährung, sie können aber eine Granatapfelsaftkur nicht ersetzen, da im Saft die Anthocyane in konzentrierter Form enthalten sind.

Nahrungsergänzungsmittel mit Extrakten des Granatapfels zeigen in Studien ebenfalls positive Effekte. Allerdings gibt es in der Qualität der Produkte zum Teil erhebliche Unterschiede. So gibt es Kapseln, deren Inhalt durch Hitzetrocknung hergestellt wurde. Bei diesem Verfahren kommt es zu Polymerisations- und Oxidationsprozessen, welche die eigentlichen Wirkstoffe verändern und daran hindern, aus dem Darm in die Blutbahn überzugehen. Eine gute Qualität kann nur durch Gefriertrocknung erzielt werden. Bei Direktsaft aus der frischen Granatapfelfrucht ist durch das besondere Pressverfahren die Qualität sichergestellt und man trägt gleichzeitig zur Flüssigkeitsversorgung und zur Versorgung mit Vitamin C und Kalium bei.

WISSENSCHAFTLICHER HINTERGRUND

Oxidativer Stress

Im Körper kann es durch innere und äußere Faktoren zu einem Ungleichgewicht zwischen Pro- und Antioxidantien kommen. Dies geht einher mit der Bildung von stark reaktiven Substanzen, die Zellen und Gewebe schädigen können, den freien Radikalen. Man spricht in diesem Fall von oxidativem Stress. Dieser kann von den Inhaltsstoffen des Granatapfelsaftes wirksam bekämpft werden und freie Radikale werden inaktiviert. Außerdem kommt es zu einem reduzierten Auftreten von oxidierten LDL-Molekülen, welche das Risiko für koronare Herzkrankheiten (chronische Erkrankungen des Herzens, die durch atherosklerotische Veränderungen der Herzkranzgefäße ausgelöst werden) und Gefäßschäden erhöhen. Die antioxidative Kapazität wird durch den Granatapfelsaft erhöht, das endogene Glutathion steigt und die LDL-Oxidation wird signifikant verringert. Marker für den oxidativen Stress, wie TBARS und Malondialdehyd, konnten in Studien gesenkt werden.

Kardioprotektivität

Eine weitere bedeutsame Wirkung ist die Senkung des Blutdrucks und die Senkung des LDL-Cholesterins. Die Effekte fielen moderat aus, daher ist Granatapfelsaft im Rahmen einer Umstellung der Ernährung eine sinnvolle Ergänzung des Speiseplans.

Granatapfelsaft verhindert ein Fortschreiten atherosklerotischer Veränderungen. Wie in Studien bestätigt, wurde der Schaumzellbildung, welche ein maßgeblicher Faktor in der Entstehung von Atherosklerose ist, erfolgreich entgegengewirkt. Auch antiinflammatorische Eigenschaften sind belegt, und Polyphenole im Allgemeinen beeinflussen die Permeabilität der Blutgefäße günstig.

Pro 250 ml Direktsaft beträgt der Anthocyangehalt 96,75 mg und 621,75 mg an Gesamtpolyphenolen. Dies entspricht in Bezug auf den Anthocyangehalt jenen Werten, die auch in den Humanstudien, die positive Effekte zeigten, verwendet wurden.

Prostata

In Studien hat sich gezeigt, dass der PSA-Wert, dessen Ansteigen eine weitere Abklärung im Hinblick auf ein mögliches Prostatakrebsrisiko nach sich zieht, positiv beeinflusst wird. Eine Senkung des Werts ist derzeit noch nicht abschließend bewiesen, der Anstieg konnte - wie Studien am Menschen belegen - aber bereits verzögert werden.

Positive Begleiteffekte

Anthocyanine sollen in der Lage sein, die Dunkelmodulation des menschlichen Auges zu verbessern. Auch der mögliche Schutz der Haut vor UV-Strahlung durch botanische Antioxidanzien ist von zunehmendem Forschungsinteresse. Menschliche Hautzellen wurden UV-B-Licht ausgesetzt. Dabei wurde festgestellt, dass der Granatapfelsaft Prozesse, die durch das UV-Licht in Gang kommen würden, hemmt.

DER EIGENE GRANATAPFEL– LEBENSBAUM

Bäume haben bereits seit Urzeiten eine besondere Bedeutung für den Menschen. Sie repräsentieren Weisheit und Kraft, gelten als Sinnbild für Gleichgewicht und Harmonie, und durch seine Wurzeln in der Erde, dem Stamm und seiner Krone ist der Baum ein Symbol für die Verbindung zwischen Erde und Himmel. Im mystischen Rauschen der Blätter bekamen Priesterinnen und Seherinnen aus alten Kulturen ihre Botschaften aus der geistigen Welt. Bei vielen Völkern wurden Bäume mit Früchten für ihre weibliche und mütterliche Symbolik verehrt.

Kaum einer Pflanze wird so viel Bedeutung beigemessen wie dem Baum. Er steht für Schutz, Kraft und Lebensdauer über den Tod eines Menschen hinaus und hat nicht zuletzt auch in der traditionellen Volksheilkunde bis heute einen festen Platz. Jede Baumart hat ihre besondere Charakteristik und Medizin.

Wie ähnlich sich Bäume und Menschen sind, hatte schon Paracelsus vermutet: „Dieses Gewächs gleicht dem Menschen. Es hat seine Haut, das ist die Rinde; sein Haupt und Haar sind die Wurzeln; es hat seine Figur und seine Zeichen, seine Sinne und die Empfindlichkeit im Stamme. Sein Tod und sein Sterben sind die Zeit des Jahres!"

Vielleicht ist deswegen in vielen Menschen der Wunsch verankert, einen eigenen Baum zu pflanzen. Besonders zu Anlässen wie der Geburt eines Kindes oder einer Hochzeit ist das Setzen eines eigenen Bäumchens ein emotional bedeutsamer Akt.

In der kleinen, feinen Baumschule am Obsthof Retter wurde über viele Jahre hinweg versucht, wild wachsende Granatapfelbäumchen in Töpfen zu ziehen. Nur wenige wild wachsende Granatapfelsorten haben sich über die Jahre als winterhart und für Topfpflanzungen geeignet herauskristallisiert. Zwischenzeitlich wird jährlich eine limitierte Menge an Kultur- und Zwerg-Granatäpfeln im Topf in der Obsthof Retter-Baumschule gezogen und am Obsthof Retter direkt oder über ausgesuchte Partner-Gartenbetriebe abgegeben. Nach den etwas kritischeren ersten Jahren ist der Granatapfelbaum

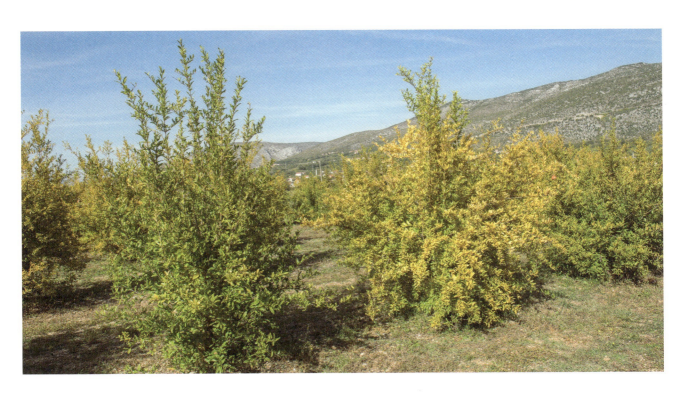

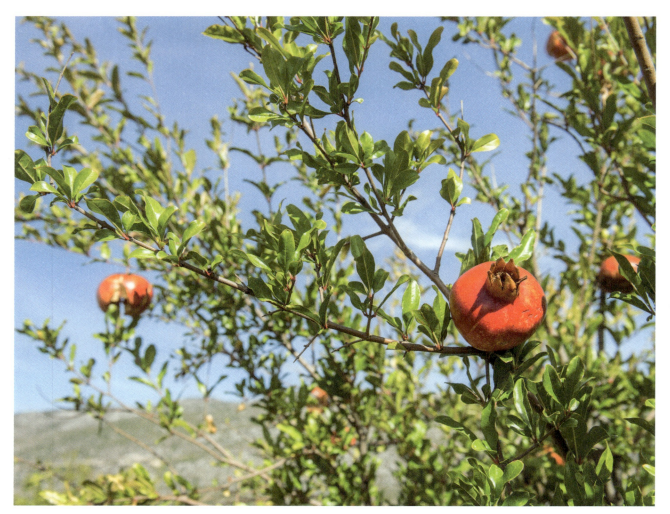

UPAMSHAD

ALTINDISCHE SAMMLUNG PHILOSOPHISCHER TEXTE
ETWA 800-600 V. CHR.

Dem Baume gleich, dem Fürsten des Waldes,
gewiss, ihm gleich ist der Mensch.
Seine Haare entsprechen den Blättern,
der Außenrinde gleicht die Haut.
Es strömt das Blut in seiner Haut
wie unter der Rinde des Baumes der Saft.
Dem Holz vergleichbar ist das Fleisch,
so wie dem Bast die starke Sehne.
Die Knochen sind das Innenholz,
das Mark vergleicht dem Marke sich.

danach sehr pflegeleicht und auch nicht besonders anspruchsvoll, er kann auch im Topf bis zu 100 Jahre alt werden.

Punica Granatum für den Garten

Diese winterharte Sorte bringt bei richtiger Pflege schöne und essbare Früchte. Die Bäume blühen bereits im zweiten Jahr und tragen danach im Herbst auch die ersten essbaren Früchte. Als Standort empfiehlt sich ein sonniger Platz im Freien. Der Granatapfelbaum braucht regelmäßig Feuchtigkeit, verträgt jedoch keine Staunässe. Diese speziell gezüchtete Sorte verträgt Temperaturen von minus 10 bis 12 Grad, für den Winter eignet sich am besten ein frostfreier Standort mit Temperaturen um 5 Grad. Wasser braucht die Pflanze auch im Winter: Je kühler der Standort, desto weniger Wasser wird benötigt.

Zwerg-Granatapfel NANA

Diese Sonderzüchtung ist speziell für den Wintergarten oder die Terrasse gedacht. Die Bäumchen sind kleiner, die Blütezeit beginnt bereits im März und geht bis in den Oktober hinein. In dieser Zeit braucht die Pflanze deutlich mehr Wasser und Düngung. Nach der Blütezeit bilden sich die bekannten Granatäpfel, die sich als kleine Früchte mit einer gelborangenen Schale am ganzen Strauch zeigen. Auch der Zwerg-Granatapfel NANA benötigt einen sonnigen Platz. Die Früchte sind zwar nicht genießbar, eignen sich jedoch gut für Dekorationszwecke. Tipp: Die frischen Früchte trocknen von selbst und sind besonders in der Vorweihnachtszeit eine attraktive Zierde.

ALLGEMEINE PFLEGEHINWEISE

Die richtige Erde

Der Granatapfel ist nicht sehr anspruchsvoll, er braucht wenig Dünger und keine fetten Böden. Als gute Erde reicht ihm leichte Lehmerde mit etwas Humus und Sand gemischt. Für eine optimale Wasserversorgung empfiehlt sich, kleine Kieselsteine beizumischen.

Pflege und Baumschnitt

Von Natur aus braucht der Granatapfelbaum keinen Baumschnitt, es können jedoch diverse Schnittformen - vom Strauch bis zur Hecke - angewendet werden. Je mehr im Winter geschnitten wird, desto größer ist das Wachstum im Frühjahr.

Krankheiten

Der Granatapfelbaum ist sehr robust gegen Krankheiten und braucht bei starken Wurzeln im Normalfall keine Chemie. In beheizten Räumen kann es eventuell zu Infektionen kommen, für die in der Regel aber natürliches Kupfer (reinigend) zur Behandlung ausreicht.

Hinweis: Beide Sonderzüchtungen (Punica Granata und Zwerg-Granatapfel) sind als ein- oder mehrjährige Topfpflanzen am Obsthof Retter oder in ausgewählten Partner-Gartenbetrieben nach Reservierung erhältlich.

QUALITÄTSMERKMALE GRANATAPFEL

Wie bei allen Produkten gibt es auch beim Granatapfel gewaltige Qualitätsunterschiede, und vom kleinen regionalen Bio-Betrieb bis zu industriell verarbeiteten Produkten ist eine große Bandbreite mit unterschiedlicher Qualität am Markt erhältlich. Für die KonsumentInnen ist das Angebot schwer durchschaubar. Der Lebensmittelcodex, der einen entsprechenden Nachweis auf dem Etikett geben soll, weist nur grobe Qualitätsunterschiede oder Gruppen aus, die Feinheiten liegen aber wesentlich differenzierter. Die wichtigsten Qualitäts- und Unterscheidungskriterien sind der Rohstoff, das Herstellungsverfahren und die beigemischten Zutaten.

Rohstoff

Je besser und qualitativ hochwertiger der Rohstoff, desto besser ist auch das Endprodukt. Passt der Rohstoff nicht, kann auch mit noch so kreativen Zutaten nie ein hochwertiges Endprodukt entstehen.

Wir haben den Anspruch in der höchstmöglichen Qualitätsstufe zu arbeiten – daher immer ohne Zucker oder Zuckerersatz.

Werner Retter, Obsthof Retter

Weltweit sind etwa 500 Granatapfelsorten mit großen Unterschieden hinsichtlich Qualität und Inhaltsstoffen bekannt. Wildgranatäpfel sind hier die höchstmögliche Qualitätsschiene aus der Natur. Soweit bekannt ist die Obst-Manufaktur Retter der einzige namhafte Anbieter weltweit, der Wildgranatäpfel weiter verarbeitet. Das optische Erscheinungsbild eines Wildgranatapfels ist für den Frischmarkt nicht attraktiv genug, denn der Handel verlangt rote Granatäpfel mit makelloser Schale, wobei es in der Verarbeitung überhaupt nicht um die Schale oder Farbe geht, sondern nur um die Inhaltsstoffe. Gute Produzenten wählen daher ausgesuchte Sorten, die nicht auf Ertrag, Farbe oder Schale hochgezüchtet sind, sondern sie achten ausschließlich auf die Qualität der Inhaltsstoffe.

In der Regel ist die beste Qualität für den Frischmarkt bestimmt, also für den Konsumenten im Regal, als so genanntes „Tafelobst". Die nächstniedrigere Qualitätsgruppe wird für Konzentrate, Marmeladen, etc. verwendet, und der schlechteste Rohstoff wird für gewöhnlich zu alkoholischen Produkten verarbeitet.

Für ein gutes Endergebnis ist die Rohstoffqualität von entscheidender Bedeutung. Dazu gehören auch die richtigen Sorten und idealen Wachstumsbedingungen, und die Früchte müssen auch in ihrer „Vollreife" und nicht - wie sonst üblich - schon in der Genussreife geerntet werden. Neben der Sorte ist eben auch der richtige Erntezeitpunkt entscheidend für gute Qualität. Bei der Vollreife verbleibt der Apfel so lange wie möglich am Baum und hat dadurch die Möglichkeit auf volle Ausschöpfung der Inhaltsstoffe, er wird nicht wie üblich frühzeitig und nicht ausgereift geerntet, wie dies nicht nur bei Granatäpfeln, sondern bei den meisten Früchten üblich ist, die für den Frischmarkt verwendet werden. Der Grund, warum für den Frischmarkt das Obst nicht am Baum ausreifen darf, liegt in den Kosten von der Ernte bis zum Verkauf (Transport, Lagerwege, Lagerhaltung, etc.).

Herstellungsverfahren

Die höchstmögliche Qualitätsstufe für die weitere Verarbeitung ergibt sich also aus der richtigen Sorte, dem richtigen Standort und dem letztmöglichen Zeitpunkt der Ernte. Somit sind volles Aroma und Ausreifung aller Inhaltsstoffe gewährleistet, und man

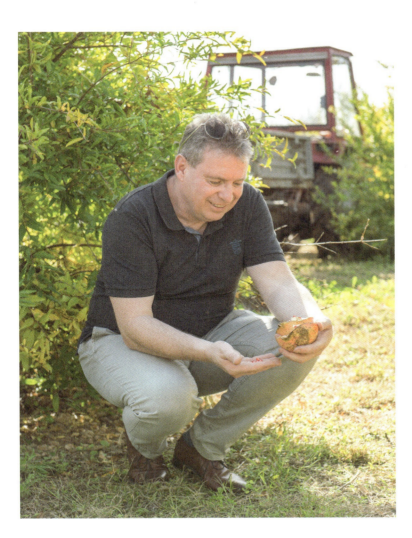

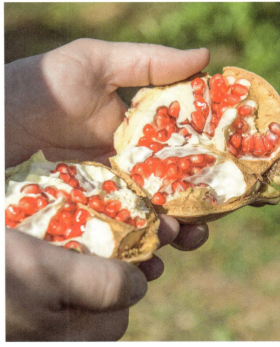

Der richtige Erntezeitpunkt ist für eine gute Qualität des Endproduktes entscheidend. Wie bei hochwertigen Weinen muss auch beim Granatapfel daher mehrmals zum richtigen Zeitpunkt geerntet werden.

erhält ein hochwertiges Produkt mit allen Wirkstoffen und naturechtem Geschmack. Ein schlechtes Rohprodukt kann auch durch die beste Kellertechnik und das höchste Know-how nicht mehr verbessert, sondern durch die Verarbeitung eher noch mehr verschlechtert werden. Die beste Investition ist daher die richtige Rohstoffauswahl.

In der industriellen Verarbeitung gibt es in der Regel eigene Bereiche, die sich mit preiswerten Herstellungsverfahren sowie Ersatzprodukten für hochpreisige Rohstoffe beschäftigen, um die Kosten in der Herstellung möglichst niedrig zu halten. Dennoch soll das Endprodukt auch optisch ansprechend sein, möglichst dem natürlichen Geschmack nahe kommen, das ganze Jahr verfügbar und daher lange haltbar sein. Das verlangt den Produzenten einiges ab und kann nur mit moderner Technologie gelingen. Meist geht dies auf Kosten der Qualität.

Je nach Fruchtart gibt es große Unterschiede in der Saftgewinnung. Während der Saftertrag bei Zitrusfrüchten bei rund 50 Prozent liegt, kann er bei Äpfeln und Birnen 65 bis 80 Prozent betragen. Der Apfel gilt generell als perfekter Rohstofflieferant, denn er wird zu 100 Prozent verarbeitet, das heißt die gesamte Frucht kommt in den Produktionskreislauf. Der Ertrag an Saft liegt bei rund 75 Prozent, die restlichen 25 Prozent ergeben die Maische (Schalen, Kerne, verbliebenes Fruchtfleisch). Diese Maische wird meist für andere Produkte weiterverarbeitet. Der Vorteil von industrieller Erzeugung liegt ganz klar in preiswerten Produkten für den Handel.

Im Unterschied zur industriellen Herstellung berücksichtigen Manufakturen (per Definition „von Hand gemacht") bereits den Standort der Pflanzen und deren Wachstumsbedingungen, selektieren für die Produktion nur die besten, vollreifen Früchte von höchster Qualität und verwenden in der Produktion ausschließlich die Frucht (ohne Schale und Kerne).

Als höchste Qualitätsstufe wird in der Verarbeitung die reine Kernpressung bezeichnet, wie das beim Granatapfel-Direktsaft der Fall ist. Die Bezeichnung Granatapfel-Direktsaft ist nur möglich bei einem Granatapfel pur, also 100 Prozent Granatapfel. Diese reine Kernpressung (oder Saftung) ist international nicht üblich, da in der Regel der gesamte Granatapfel inklusive Schale gepresst wird. Die Obst-Manufaktur Retter ist einer der ganz wenigen Betriebe, die vor der Pressung den Granatapfel aufbrechen, die roten Fruchtperlen auslösen und auch nur diese anschließend pressen (saften). Der so gewonnene Saft ist ein reiner und hochwertiger Granatapfelsaft ohne den meist üblichen Bittergeschmack, der vorwiegend auf eine Pressung der gesamten Frucht (inklusive der Schale) zurückzuführen ist, einer Produktionsart, die wesentlich einfacher und kostengünstiger, aber qualitativ nicht so hochwertig ist.

Der Unterschied zwischen Direktsaft und Konzentrat liegt in der unterschiedlichen Verarbeitung. Konzentrate werden durch Eindämpfung und Wasserentzug hergestellt und in der Produktion bereits über 100 Grad erwärmt. Das Konzentrat wird hinterher wieder rückverdünnt (mit Wasser vermischt) und ist qualitativ zwar nicht mit einem Direktsaft vergleichbar, sollte aber dennoch aus 100 Prozent Granatapfelkonzentrat bestehen. Meist finden sich im Handel Mehrfruchtsäfte, die in der Regel nur mit einem Anteil von 1 bis 30 Prozent Grantapfelsaftkonzentrat angeboten werden. Der Rest besteht aus günstigeren Ergänzungen wie Wasser, Apfelsaft, Traubensaftkonzentrat oder sonstigen preiswerten Konzentraten.

Hinweis zum 100 % Granatapfel-Direktsaft

Aufgrund der gesundheitsfördernden Wirkstoffe des Granatapfels ist der Granatapfel-Direktsaft eine ideale Ergänzung im Ernährungsplan. Für eine präventive, gesundheitsbewusste Ernährung reichen für eine erwachsene Person circa 100 ml pro Tag. Diese Dosis kann im Rahmen von Therapien auf 200 bis 400 ml Direktsaft pro Tag und Person entsprechend dem Behandlungswunsch erweitert werden. Bis jetzt sind noch keine Wechselwirkungen mit anderen pharmazeutischen Produkten bekannt.

Grundsätzlich sollten Direktsäfte ohne Zusätze auf Naturbasis und daher optimal bioverträglich sein. Gemischt mit anderen Fruchtsäften, Wasser oder sonstigen Produkten sind im kalten Zustand auch keine Verluste an Inhaltsstoffen bekannt. Lesen Sie dazu einschlägige Studien und Veröffentlichungen und schlagen Sie auch im Kapitel „Die Granatapfel-Saftkur" nach.

Werner Retter meint zu dieser Thematik: „Etwa 90 Prozent der gesamten Granatapfelprodukte am Markt werden vorwiegend auf günstiger Konzentrat-Ebene mit diversen Aroma- und Farbstoffen auf Zuckerbasis vermarktet. Unsere Obst-Manufaktur hat den Anspruch, bei unseren gesamten Produkten immer in der höchstmöglichen Qualitätsstufe zu arbeiten, daher immer auch ohne Zucker oder Zuckerersatz. In keinem der Produkte werden Farb- oder Aromastoffe eingesetzt."

Wild-Granatäpfel sind die höchstmögliche Rohstoffqualität. Nach der Ernte ist auch die richtige Lagerung der Früchte wichtig, bevor diese zur weiteren Veredelung zu hochwertigen Natur-Direktsäften gelangen.

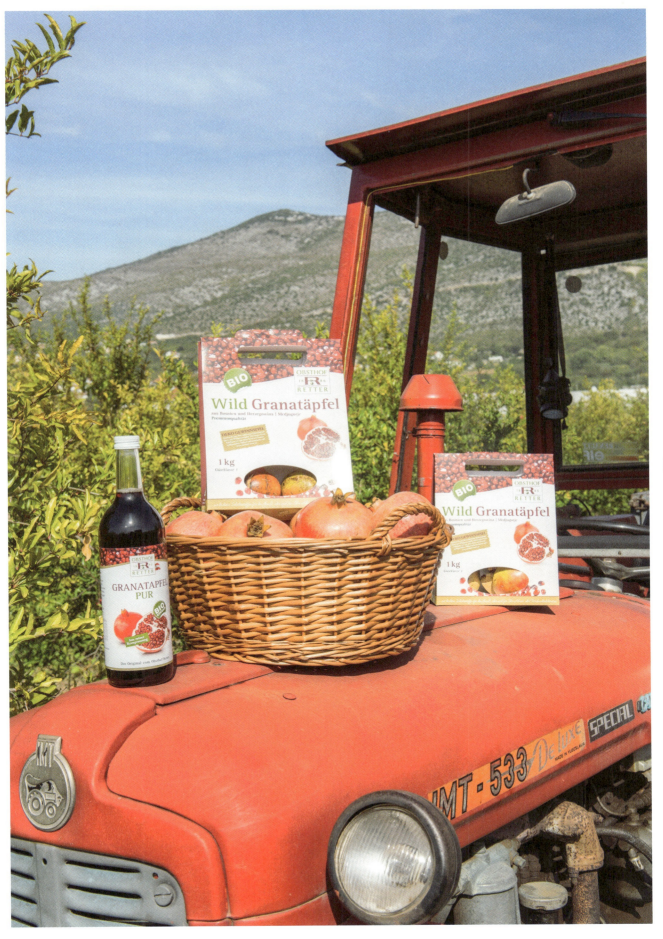

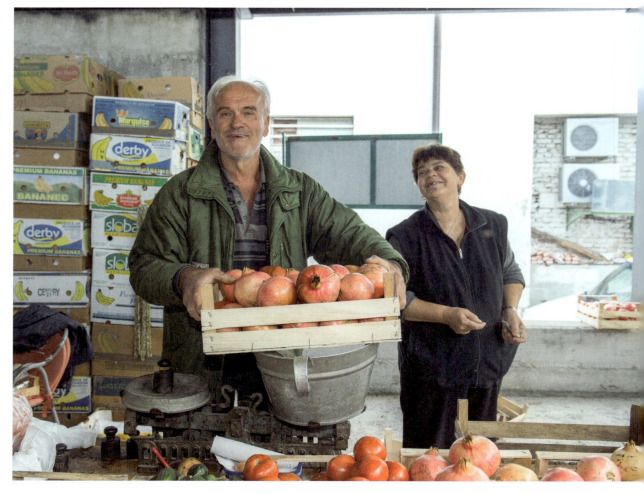

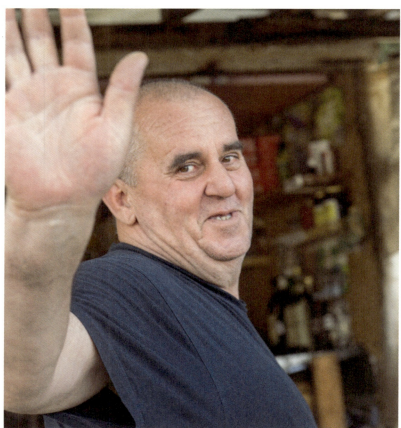

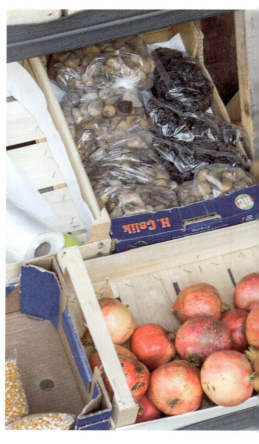

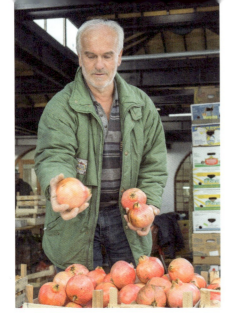

**Werner Retter und „seine"
Granatapfel-Bauern**

Seit Jahren leistet der Obsthof Retter einen
freiwilligen Preis-Aufschlag vor Ort.
Dadurch konnte nach Kriegsende auch ein
Projekt zur Beseitigung von Minen in
West-Bosnien-Herzegowina unterstützt
werden.

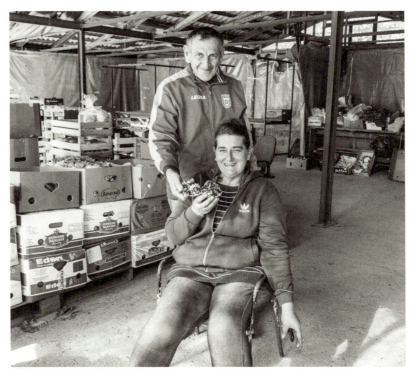

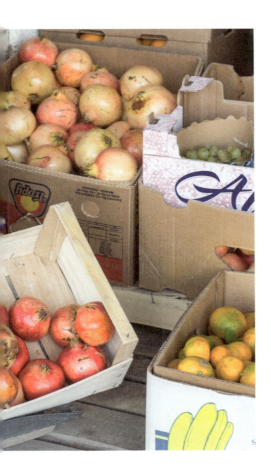

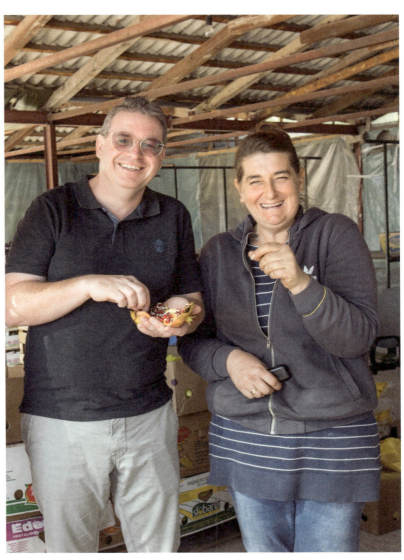

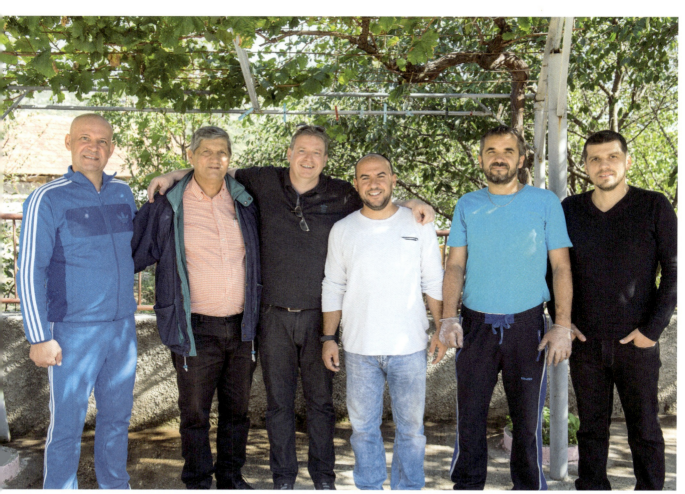

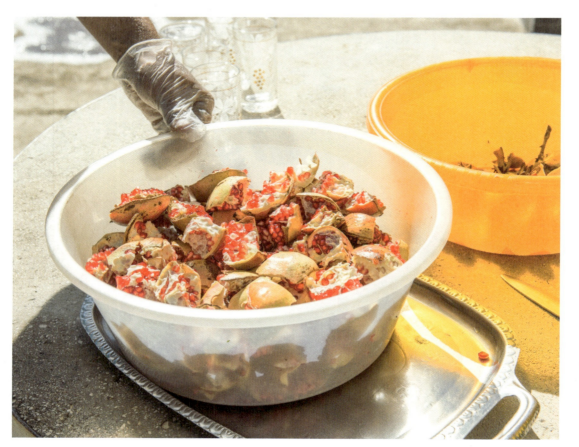

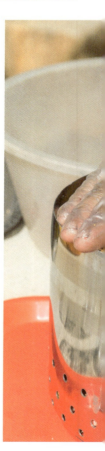

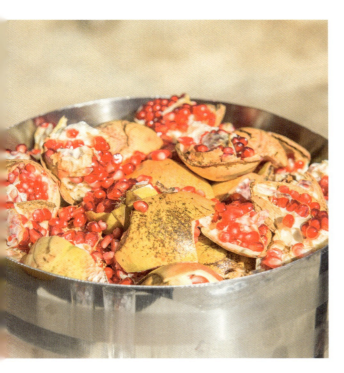

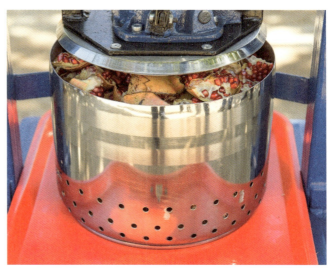

Die Granatapfel-Haussaftung

Jeder Bauer hat seine eigene kleine „Hofpresse".
Diese Hauspressen werden in Bosnien mit
Unterstützung der Universität in Mostar immer
moderner und besser.

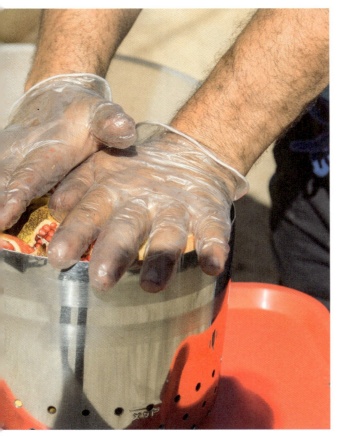

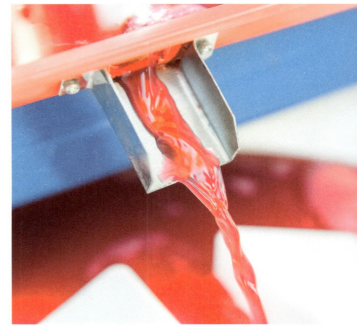

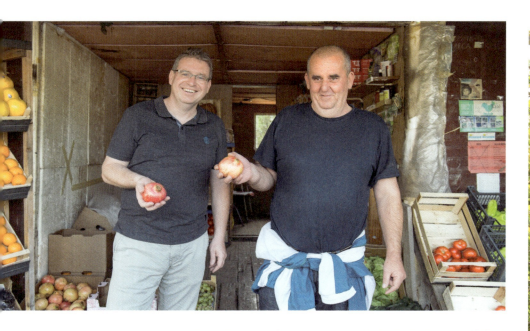

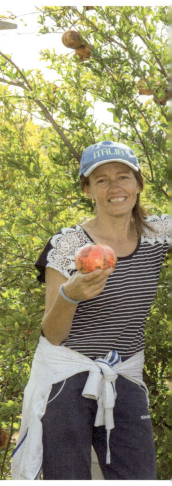

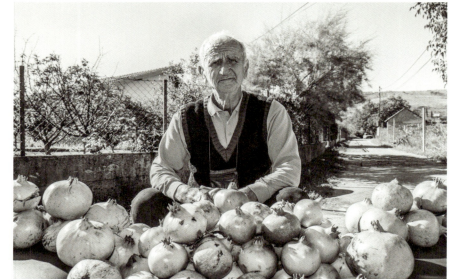

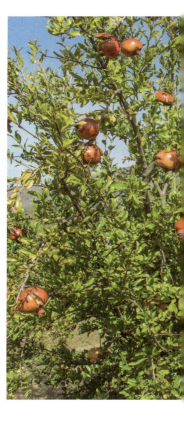

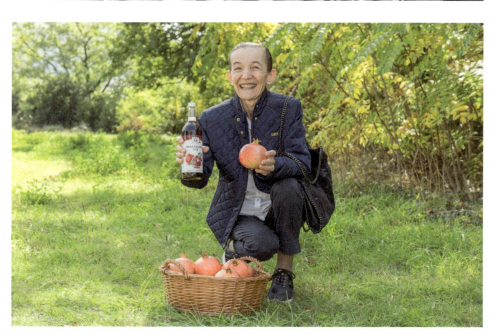

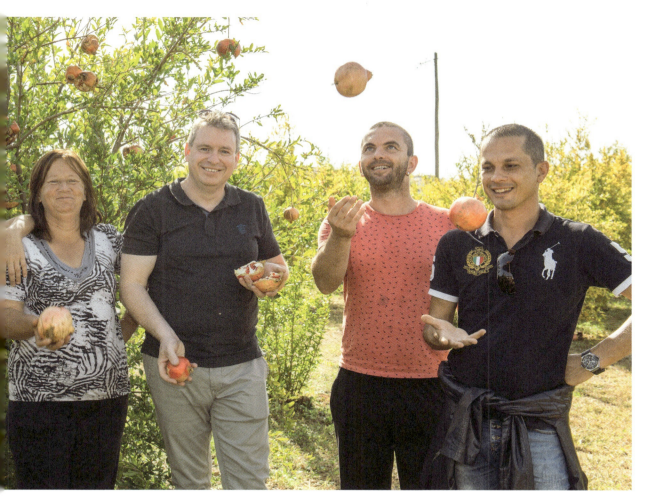

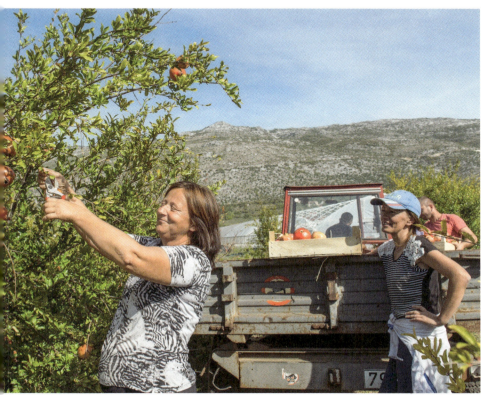

Der Spätherbst ist
Erntezeit für Granatäpfel.
Die Haupternte beginnt
Anfang Oktober und geht
oft bis Mitte/ Ende
November.

Voller Stolz präsentieren
die Bauern ihren Schatz,
den Granatapfel.

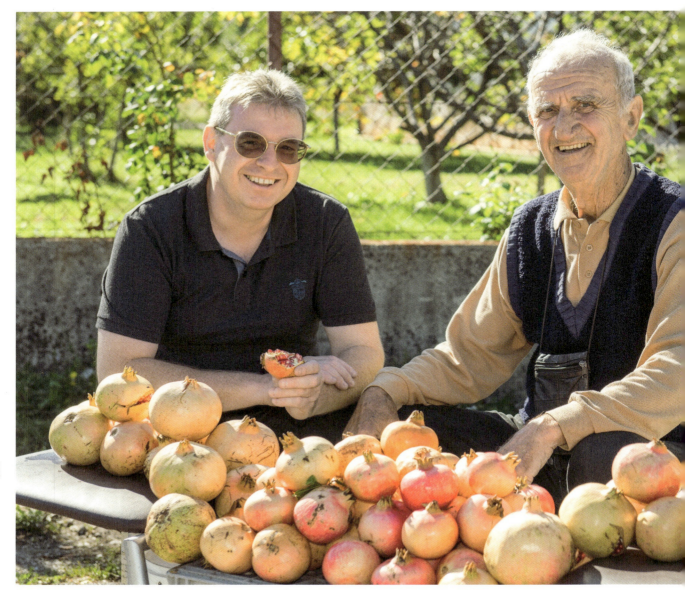

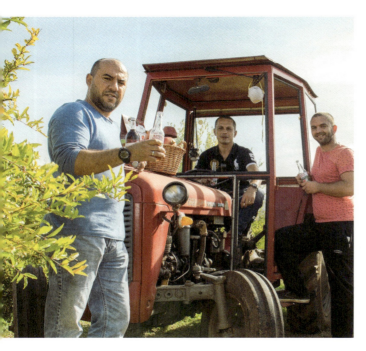

Frisch vom Baum beginnt der klassische Straßen-verkauf aus dem eigenen Garten. Meist wird diese Aufgabe von der älteren Generation übernommen, die Jungen sind in der Ernte eingesetzt.

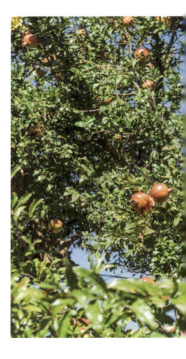

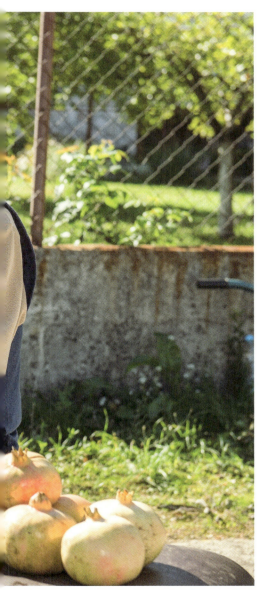

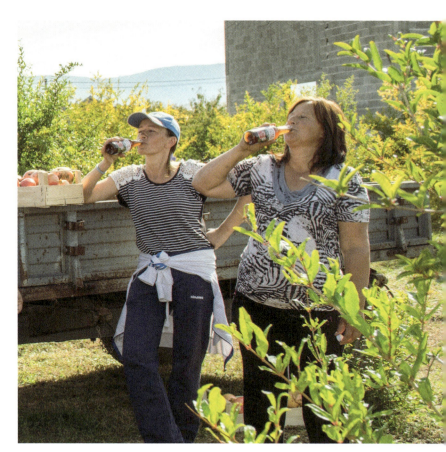

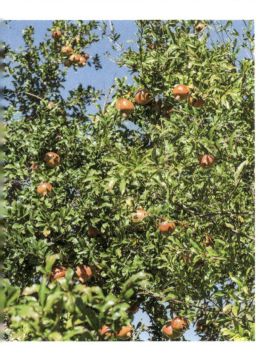

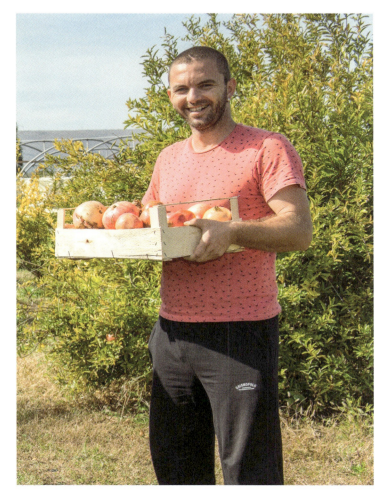

DIE ZUKUNFT DER LEBENSMITTEL

Als „Obsthof Retter" sind wir seit dem Jahr 1991 ein BIO-zertifizierter Betrieb. Seinerzeit war das ein gewaltig mutiger Schritt in die Zukunft und keiner wusste damals, wie sich das Thema „BIO" mittel- und langfristig entwickeln würde. Die ersten BIO-Messen fanden irgendwo im Hinterhof statt, und erst durch die breite Rückendeckung ausgesuchter Lebensmittelhändler hat BIO national und international richtig Fahrt aufgenommen.

Heute gibt es BIO-Zertifizierungsstellen weltweit, Leitmessen für BIO-Produkte und zwischenzeitlich weist der Lebensmittelhandel im Durchschnitt einen 10 % - Marktanteil mit akkreditierter BIO-Zertifizierung auf.

Der BIO-Gedanke boomt, gleichzeitig boomen leider auch die Preise, und in vielen Köpfen der Konsumenten wird Bio automatisch auch mit Qualität verbunden.

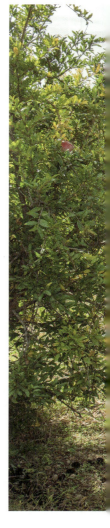

Die Ernte ist sehr mühsam. Die Granatäpfel können nur von Hand mit einer Schere geerntet werden. Es ist daher immer wieder eine große Erleichterung, wenn die Ernte gut eingefahren werden konnte.

Worauf kann sich der Konsument bei der Bezeichnung BIO tatsächlich verlassen? BIO weist eine Standard-Zertifizierung aus, bei der es vorwiegend um die Rückverfolgbarkeit der Produkte geht. BIO-Betriebe müssen diese Rückverfolgbarkeit inklusive der verwendeten Rohstoffe einer unabhängigen Kontrollstelle nachvollziehbar aufbereiten. Viel Bürokratie, jedoch leider mit sehr wenig wirklich überprüfbarem Qualitätsanspruch, da die Prüfung der Qualität von BIO-Produkten nicht die Aufgabe der Kontrollstellen ist. Diese prüfen eben nur die Rückverfolgbarkeit aller verwendeten Rohstoffe, die Verarbeitung und die Einhaltung des Lebensmittel-Codex. Was nicht geprüft wird, ist die Qualität.

Für uns als Obstmanufaktur steht jedoch immer die Qualität des Rohstoffes an erster Stelle. Die Herkunft ist zwar wichtig, aber als Produzent ist uns die Qualität unserer Rohprodukte noch wesentlich wichtiger als die Herkunft, die ohnehin von

unabhängigen, akkreditierten Kontrollstellen bereits geprüft und bestätigt wird.

Eine besondere Herausforderung und Notwendigkeit sehe ich daher in einer Weiterentwicklung des BIO-Standards. Der nächste Schritt sollte aus unserer Sicht sein, dass auch die Qualität der verwendeten Rohstoffe naturwissenschaftlich belegbar und nachvollziehbar aufbereitet und geprüft wird.

Bis so eine Idee auf den gesamten Markt übergreift, braucht es Vorreiter. Daher bin ich über diesbezügliche Entwicklungen, wie diese derzeit von EcoWellness umgesetzt werden, sehr erfreut. EcoWellness ist das weltweit erste und bisher einzige Gütesiegel, das ökologische und gesundheitliche Kriterien, aber auch soziale und ethische Faktoren berücksichtigt und bei den Standards klare Vorgaben für Produkte, Systeme und Programme, die eine präventive und gesundheitsfördernde Wirkung aufweisen, gibt.

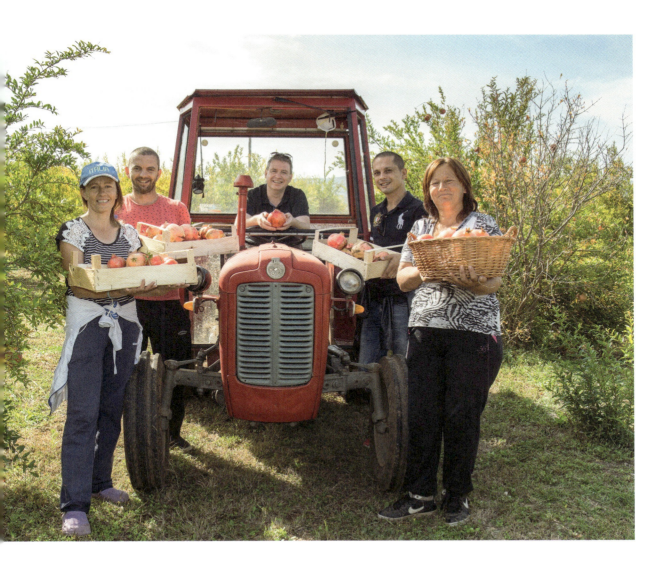

Warum macht das Sinn: Es ist ein sehr großer Unterschied, ob irgendwo Rohstoffe in Massen produziert werden oder ob auf ethische Werte, Tierschutz, Ökologie, Nachhaltigkeit etc. geachtet wird und die Inhaltsstoffe der Rohprodukte richtig ausgewiesen werden.

Vor allem für kleinere Manufakturen dürfte das künftig einen Wettbewerbsvorteil ergeben, bis dann schließlich auch die großen Industriebetriebe nachziehen (müssen).

Unser Obsthof ist hier von Anfang an dabei und nun die weltweit erste akkreditierte Saftmanufaktur - in Zertifizierung - mit dem „EcoWellness"-Gütesiegel.

Damit Lebensmittel ihrem Namen gerecht werden, wünsche ich mir sehr, dass in Zukunft für die Lebensmittelproduktion generell solche Mindest-standards gelten. Durch die Massenproduktion von

Lebensmitteln ist deren Qualität jedoch zunehmend gesunken, auf Funktionalität (Inhalts- und Wirk-stoffe) wird weitgehend vergessen bzw. ist deren Bedeutung in unserem Bewusstsein kaum oder nicht mehr vorhanden.

Nach WHO-Definition steht Gesundheit für körperliches, geistiges, seelisches und soziales Wohl-befinden. Darauf aufbauend wird das Thema der Zukunft sein, Lebensmittel nicht nur als Sattmacher zu sehen, sondern auch aufgrund ihrer Inhalts- und Wirkstoffe für die Gesundheit zu nutzen - quasi als andere Seite der Fast-Food-Kultur.

NACHWORT

Nun liegt es da, mein erstes Buch rund um die Superfruit Granatapfel. Dieses spannende Projekt hat mich mit vielen interessanten Komponenten und innovativen Menschen zusammengebracht. Ich möchte hier aber auch die Möglichkeit für einige kritische Gedanken nutzen, die mir sehr am Herzen liegen.

Bei der Frage nämlich, ob gute Produktqualität und nachhaltige Produktion möglich sind, sind wir als Produzenten natürlich sehr gefordert. Als Hersteller verfolge ich die Lebensmittelproduktion generell sehr aufmerksam, da ich ja auch ein Teil davon bin, und ich muss sagen, dass mir nicht alles gefällt, was ich beobachte. Laut einer EU-Umfrage bei über 26.500 EU-Bürgern in allen 27 EU-Mitglieds-staaten sind für mehr als 90 % der EU-Bürger die Qualität und der Preis ein wichtiger Faktor beim Kauf von Lebensmitteln (Quelle: Bundesministe-

Neben Politik und Produzenten sind auch die Verbraucher gefordert, bei ihrem Einkauf kritisch die Etiketten zu lesen.

Werner Retter, Obsthof Retter

rium für Land- und Forstwirtschaft, Umwelt und Wasserwirtschaft, Wien). Bei diesem Anspruch frage ich mich jedoch, welche Qualität bei günstigen Preisen möglich sein kann. Die Nachfrage nach Billigprodukten ist (meist aus finanziellen Gründen) im Steigen und meiner Meinung nach kann sich dies nur auf eine mindere Qualität auswirken. Um ein niedriges Preisniveau bieten zu können, wird statt auf gute – und natürlich qualitativ hochwertige – Rohstoffe daher oft auf künstlich hergestellte

Zutaten und Geschmacksträger zurückgegriffen. Dass hier zusätzlich noch verantwortungsvoller Umwelt- und Artenschutz in das profitorientierte Konzept passt, wage ich zu bezweifeln.

Weitere wichtige Fragen, mit denen wir uns alle auseinandersetzen müssen, sind, welche Belastungen für die Umwelt und das Klima entstehen, ob soziale Standards angemessen sind und wie „fair" die Produkte tatsächlich schließlich in den Handel kommen, oder werden Menschen, vor allem in den Entwicklungsländern, ausgebeutet?

Für die Verbraucher wiederum wird es immer schwieriger, die Qualität (Zusammensetzung, Herstellung) und Herkunft von Rohstoffen und Lebensmitteln einzuschätzen. Diverse Gütesiegel sollen den Konsumenten Sicherheit geben, in der Praxis jagt jedoch ein Skandal den anderen. Auf der einen Seite wird in riesigen Mengen produziert, nur Großbetriebe überleben und die kleinen Landwirtschaften verdienen kaum genug zum Leben, während in vielen Regionen dieser Erde Menschen den Hungertod sterben. Auf der anderen Seite hatten wir bereits mehr als einen Fleischskandal, gehäufte Vorfälle von Vogelgrippe und mit Fipronil verseuchte Eier. Abgesehen von den Risiken für die Verbraucher sind im Vorfeld bereits Umweltressourcen verbraucht worden und haben Tiere in Massentierhaltung mehr schlecht als recht ihr Dasein fristen müssen (und mussten im Falle einer Vogelgrippe oder einer anderen Seuche in unvorstellbaren Massen „vernichtet" werden).

Dieses System darf sich meiner Meinung nach nicht mehr lange halten. Neben der Politik und den Produzenten sind auch die Verbraucher gefordert, bei ihrem Einkauf kritisch die Etiketten zu lesen, die zugegebenermaßen nicht leicht zu entschlüsseln sind.

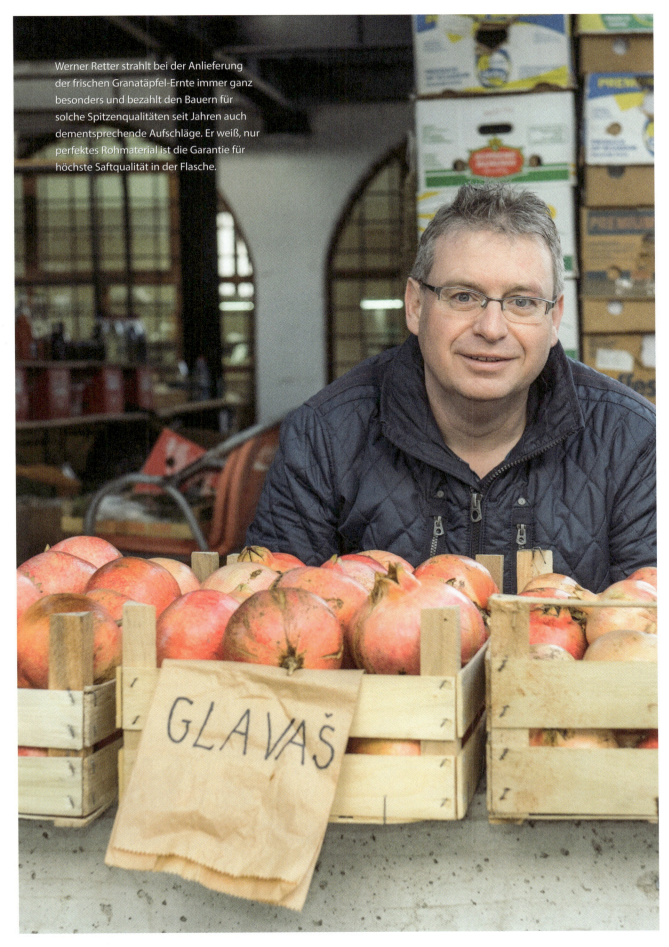

Werner Retter strahlt bei der Anlieferung der frischen Granatäpfel-Ernte immer ganz besonders und bezahlt den Bauern für solche Spitzenqualitäten seit Jahren auch dementsprechende Aufschläge. Er weiß, nur perfektes Rohmaterial ist die Garantie für höchste Saftqualität in der Flasche.

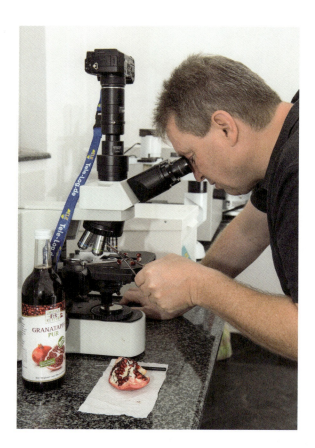

Ständige Labor-Proben vor der weiteren Veredelung der Granatäpfel sind entscheidend für die künftige Qualität in der Flasche.

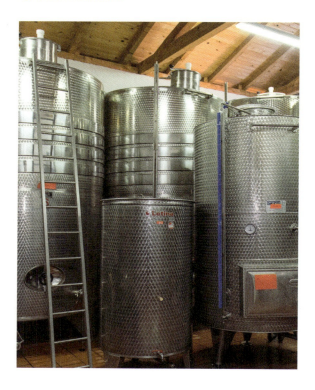

Ein Umdenken von allen ist nötig, denn wir haben nur diese eine Erde.

Bei all der kritischen Beobachtung möchte ich diese Schlusszeilen jedoch auch für einen Blick auf die bisherige Arbeit und einen kurzen Ausblick in die Zukunft nutzen.

Ich sehe es als unsere Verantwortung und Aufgabe, am Obsthof Retter nur die hochwertigsten Natur-produkte pur zu produzieren, denn nur so können die Früchte mit ihren Inhaltsstoffen ihre Wirkung voll entfalten. Für mich und die Produktion auf unserem Obsthof ist daher klar, dass die Zukunft nur in den hochwertigsten Rohprodukten aus der Natur zu sehen ist. Dazu braucht es wiederum beste Voraussetzungen für die Pflanzen und Bäume, die - wie Spitzensportler - ihre Höchstleistungen nur bei besten Bedingungen bringen können.

Ständig auf der Suche nach Neuem und dank eines großartigen Teams sind wir vom Obsthof Retter stolz darauf, dass wir uns mit unserer limitierten Sonderabfüllung „Edition Sommelier" aus den hoch-wertigsten Beeren, Trauben und Früchten weltweit einen Namen gemacht haben. In der Top-Gastro-nomie haben diese limitierten Jahrgangs-Abfül-lungen (Natursäfte pur) längst weltweit ihren Platz in der Küche und als Begleiter für Gourmet-Menüs bei Liebhabern und Gourmet-Köchen gefunden.

In Zukunft möchte ich mit unserer Obstmanufaktur aber noch einen Schritt weiter gehen. Prof. Dr. Wolfgang Kubelka hat immer erklärt: „Polyphenole sind das Penicillin des 21. Jahrhunderts, und die gesamte Pharmaindustrie steht hier erst am Anfang ihrer Forschung. Das Potenzial in diesem Bereich ist enorm." Weltweit sind bis jetzt circa 3,5 Millionen Polyphenol-Gruppen bekannt, wissenschaftlich untersucht sind bis jetzt nur etwa 300.

Neben dem Granatapfel befassen wir uns mit großem Engagement bereits seit Jahren mit weiteren Superfruits, mit denen wir den Anspruch verfolgen, nicht nur die besten, sondern die hochwertigsten Beeren, Trauben und Früchte mit den meisten Polyphenol-Anteilen zu verarbeiten. So unterschied-lich die Menschen und ihre Bedürfnisse sind, so unterschiedlich sind auch die Natursubstanzen in den jeweiligen Früchten. Inzwischen veredeln wir

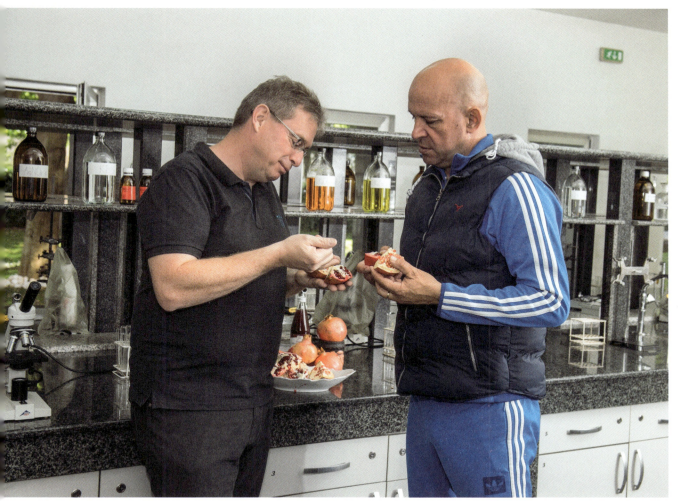

in unserer Manufaktur bereits sechs Superfruits: Aronia, Maulbeere, Preiselbeere, Heidelbeere und Johannisbeere, die mit ihren unterschiedlichsten Polyphenolen auch unterschiedliche Bedürfnisse abdecken, und jährlich arbeiten wir an neuen Superfruits.

Um die Vielseitigkeit des Granatapfels zu nutzen, haben wir uns auch in ein anderes Metier gewagt. Zugute kommt uns dabei, dass ich für ein gutes Getränk schon immer zu haben war, und wenn ich nicht Obstbauer geworden wäre, würde man mich bestimmt als Winzer oder Bierbrauer kennen. Daher laufen seit einigen Jahren neben der Saft-Manufaktur diverse Versuche, den Rohstoff Granatapfel auch als Fruchtbier und Fruchtwein zu veredeln. Während Granatapfelwein an sich nichts Neues ist, ist das Granatapfelbier hingegen ein absolutes Novum und verlangt vom Braumeister ein besonderes Fingerspitzengefühl und viel Erfahrung. Dieses handwerklich gebraute Manufakturbier hat

Prof. Džubur und Werner Retter prüfen persönlich und regelmäßig im Labor der Universität für Landwirtschaft in Mostar die verschiedenen Sorten auf deren Inhaltsstoffe und Qualität.

natürlich absolut nichts mit Industriebier zu tun. Umso mehr freue ich mich, dass wir seit einigen Jahren gemeinsam mit ausgesuchten Braumeistern nach einem speziellen Brauverfahren limitierte Mengen an Fruchtbier brauen können. Ab Herbst 2017 wird nach sechsjähriger Entwicklung schließlich auch unsere „Sommelier"-Linie mit dem Granatapfelbier ergänzt.

Granatapfelwein hingegen ist wahrscheinlich seit Jahrtausenden bekannt. Im herkömmlichen Handel hat er sich jedoch bis jetzt noch nicht durchgesetzt. Vielleicht liegt es am ungewohnten Geschmack, vielleicht auch ein wenig an der Qualität, denn bereits in der Rohware muss ein perfektes Fruchtzucker-Säure-Verhältnis herrschen. Diese Herausforderungen wecken natürlich meine Neugierde und meinen Forscherdrang. In ein bis zwei Jahren wollen wir gemeinsam mit Winzern naturbelassene, hochwertige Fruchtweine auf den Markt bringen und damit auch das derzeit eher schlechte Image der Fruchtweine in einen anderen Blickwinkel bringen.

Ein anderes Ziel konnten wir vor kurzem bereits realisieren. Mit der Eröffnung der weltweit ersten Superfruit-Apotheke am Obsthof Retter sehen wir neben den hochwertigsten Superfruits auch eine Verantwortung in der wissenschaftlichen Arbeit. Mit namhaften Apothekern und Ärzten werden wir hier in Zukunft noch weiter die Forschung rund um Polyphenole aktiv mitgestalten und unterstützen. Neben der Superfruit-Apotheke ist auch eine Superfruit-Akademie in Planung, in der jährlich Schulungen und Fachvorträge mit Experten aus aller Welt vorgesehen sind, um dieses Thema rasch für eine breite Bevölkerung zu öffnen.

Damit aber nicht genug. Die Arbeit mit diesem Buch hat mir wieder einmal gezeigt, wie wichtig die Auseinandersetzung mit der Natur ist und was sie uns bieten kann. Unseren diesbezüglichen Beitrag am Obsthof zu erfüllen, stellt uns dabei regelmäßig vor neue Aufgaben für innovative Produkte und führt auf unserer bewegenden Reise unweigerlich immer weiter zum nächsten Schritt in unseren Bemühungen.

Kaum, dass dieses Buch fertig ist, werden für die nächste Auflage schon neue Inhalte gesammelt. Ich lade Sie, liebe Leserinnen und Leser, daher herzlichst ein, uns Ihre eigenen Erfahrungen rund um den Granatapfel oder andere Superfruits zu schicken.

Sie sehen, es gibt immer etwas zu tun. Wenn es mir gelungen ist, mit diesem Buch ein Bewusstsein für ein „Zurück zur Natur“ zu schaffen, freut es mich, und ich wiederhole gerne abschließend unseren Leitsatz: *„Wir haben der Natur nichts hinzuzufügen.“*

Mit den besten Wünschen für ein gesundes Leben, Ihr Werner Retter

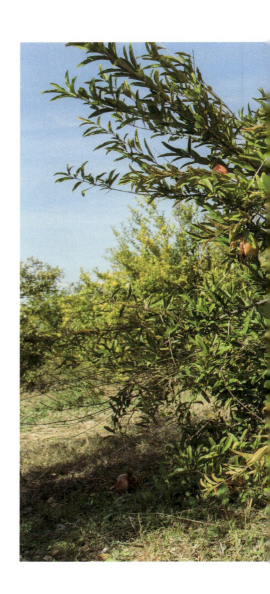

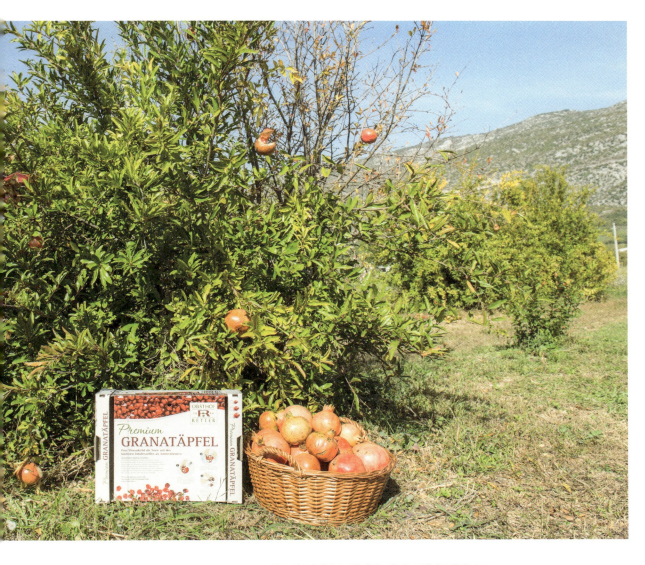

Um eine höchstmögliche Rohstoff-Qualität zu erreichen, muss einfach alles passen: Die richtige Sorte am richtigen Standort, die optimale Pflege der Obstgärten, der passende Erntezeitpunkt und die richtige Lagerung der Rohprodukte.

Eine Verbesserung des Rohstoffes im Keller ist nicht mehr möglich. Der beste Rohstoff entwickelt sich im Obstgarten. Daher wird durch den Obsthof Retter viel Zeit und Energie in die Pflege der Obstgärten investiert.

Nährwerte Granatapfel & Granatapfelsaft

DIPL. ING. DR. HARALD LOEW

Phenolische Anteile im Granatapfelsaft

Phenolische Anteile		mg/l
Anthocyane	161–387	387
Gesamt Tannine (Punigaline)	68–1879	1562
Gesamt Ellagsäure Derivate	33,2–264	121
Hydrolysierbaren Tannine	417–557	417
Summe: Phenole		2488

Die höchste antioxidative Aktivität besitzt Punicalin, dann folgen die Tannine, Anthozyane und die Ellagsäure.

Pro 100g	Granatapfel	Granatapfelfruchtsaft
Kilokalorien *	79 kcal	82 kcal
Kilojoule *	333 kJ	343 kJ
Protein *	0,7 g	0,7 g
Fett *	0,6 g	0,5 g
Kohlenhydrate *	17,5 g	18,4g
davon Zucker	16,9 g	16,6 g
Ballaststoffe *	2,2 g	0 g
Broteinheiten	1,5 BE	1,5 BE

Fettsäuren		
Gesättigte FS *	0,1 g	0,1 g
Einfach ungesättigte FS	0,1 g	0,1 g
Mehrfach ungesättigte FS	0,2 g	0,2 g
Cholesterin	0 g	0 g

Vitamine		% RDA		% RDA
C	6,6 mg	11	4,2 mg	7
E	0,2 mg	2	0,2 mg	2
B6	0,1 mg	5	0,1 mg	5
B3 Niacin	0,3 mg	1,6	0,3 mg	1,6
B5 Panthotensäure	0,6 mg	10	0,5 mg	10

Mineralstoffe		% RDA		% RDA
Calcium Ca	9 mg	1,1	8 mg	1,0
Chlor Cl	39 mg		42 mg	
Kalium K	264 mg		272 mg	
Magnesium Mg	3 mg	1,0	3 mg	1,0
Natrium Na *	7 mg		6 mg	
Phosphor P	18 mg	2,3	19 mg	2,4
Schwefel S	14 mg		17 mg	

Spurenelemente		% RDA		% RDA
Kupfer Cu	64 µg		73 µg	
Eisen Fe	520 µg	3,7	463 µg	3,3
Fluor F	21 µg		20 µg	
Mangan (Mn)	133 µg		130 µg	
Jod J	1 µg	0,7	1 µg	0,7
Zink Zn	272 µg	1,8	311µg	2,1

Aminosäure				
Alanin	35 mg		32 mg	
Arginin	27 mg		23 mg	
Asparagin	96 mg		134 mg	
Asparaginsäure	67 mg		58 mg	
Cystein	4 mg		4 mg	
Glutamin	92 mg		127 mg	
Glutaminsäure	64 mg		55 mg	
Glycerin	25 mg		21 mg	
Histidin	11 mg		10 mg	
Isoleucin	19 mg		21 mg	
Leucin	38 mg		31 mg	
Lysin	37 mg		32 mg	
Methionin	6 mg		7 mg	
Phenylalanin	18 mg		17 mg	
Prolin	24 mg		24 mg	
Serin	27 mg		28 mg	
Threonin	22 mg		21 mg	
Tryptophan	7 mg		7 mg	
Tyrosin	14 mg		12 mg	
Valin	25 mg		23 mg	

Obsthof Retter Stand 11/2009

* gekennzeichnete sind Big 8

BEZUGSQUELLEN

Bio Granatapfelsamenkernöl

Obsthof Retter (ab Hof oder online), in Apotheken in Österreich und Deutschland (PZN-Nr. A-2997353, D-9743843), im ausgesuchten BIO Fachhandel, wie Np-d in Österreich, in der Schweiz bei Somona

Kosmetische Rohstoffe

in ausgesuchten Apotheken, im Bio- oder Reformfachhandel, im Fachhandel für kosmetische Rohstoffe, wie Kosmetikmacherei, 1090 Wien

Spagyrik

in ausgesuchten Apotheken, wie der Apotheke zur Kaiserkrone, 1070 Wien

LITERATUR-EMPFEHLUNGEN

Fasten für Genießer
Borovnyak Ulrike, Christian Brandstätter Verlag

Der verratene Himmel: Rückkehr nach Eden
Broers Dieter, Dieter Broers Verlag

Heilpflanzen und ihre Wirkung
Dr. med. Ehrenberger Michael, Mag. Gruber Julia,
Verlag Dr. Michael Ehrenberger

Wechseljahre-Kochbuch
Erckenbrecht Irmela, Pala-Verlag

Diagnose Brustkrebs
Priewasser Claudia, ATRIX Verlag e.U.

**Studie „Gesundheitliche Wirkungen einer Trinkkur
mit artesischem Quellwasser"**
Dr. med. Deutschländer Kirsten, Haug Verlag, Band 65, EHK 2016

DANKSAGUNG

Mit großer Freude lerne ich immer wieder Menschen kennen, die meine Leidenschaft zum Granatapfel teilen und sich voller Begeisterung und Interesse mit dem Granatapfel beschäftigen. Besonders spannend ist, dass diese Menschen aus unterschiedlichen Bereichen kommen, die beruflich mit dem Granatapfel nichts zu tun haben.

Die Zusammenarbeit mit den hier veröffentlichten Gastautoren ist quasi von ganz allein entstanden, und ich möchte ihnen sowie allen Menschen, die zum Entstehen dieses Buches beigetragen haben, recht herzlich danken.

Nachdem ich im Granatapfel ein unerschöpfliches Potential sehe, sind weitere Projekte geplant. Ich lade daher Menschen sehr herzlich dazu ein, mir ihre Ideen zu dieser Thematik vorzustellen - für gemeinsame Projekte rund um diese hoch interessante Frucht.

Kontaktieren Sie mich unter:

Werner Retter
Winzendorf 142, A-8225 Pöllau
T +43 3335 4131 0
E office@obsthof-retter.at

Eine eBook-Version auf Deutsch, Englisch, Bosnisch und weiteren Sprachen ist bereits in Arbeit.

BILDNACHWEISE

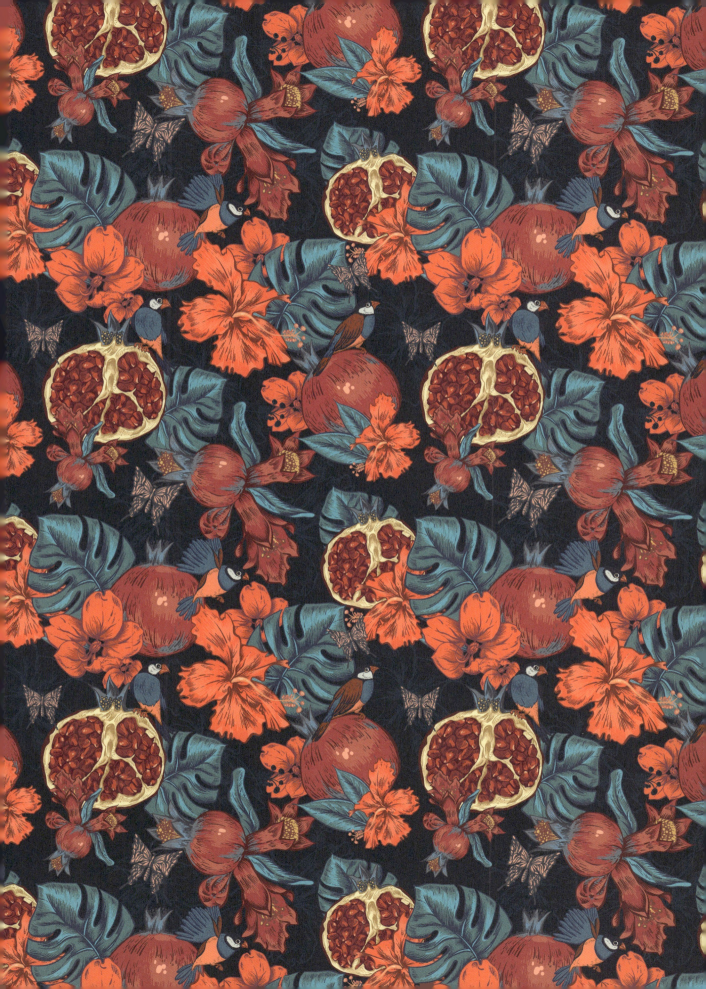

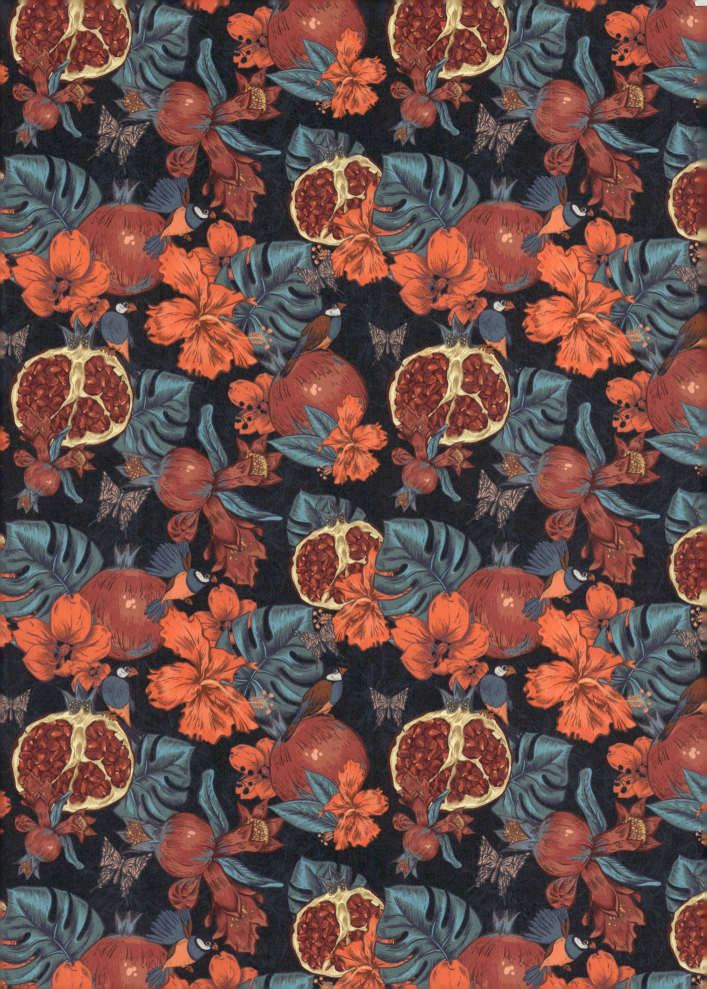